빛나는 피부, 예쁜 몸매, 건강한 젊음
여성호르몬 파워

OHADA MO KARADA MO KOKORO MO TOTONOETEKURERU JOSEI HORMON POWER
© MIKA MASUDA 2012 © RURIKO TSUSHIMA 2012
Originally published in Japan in 2012 by DAIWA SHOBO PUBLISHING CO., LTD., TOKYO,
Korean translation rights arranged with DAIWA SHOBO PUBLISHING CO., LTD., TOKYO,
through TOHAN CORPORATION, TOKYO, and BC Agency, SEOUL.

이 책의 한국어판 저작권은 BC 에이전시를 통한 저작권자와의 독점 계약으로 루비박스에 있습니다.
저작권법에 의해 한국 내에서 보호를 받는 저작물이므로 무단전재와 복제를 금합니다.

빛나는 피부, 예쁜 몸매, 건강한 젊음
여성호르몬 파워

지은이 : 마스다 미카 · 쓰시마 루리코
옮긴이 : 박은희

1판 1쇄 발행일 : 2013. 8. 25.

펴낸이 : 홍수진
펴낸곳 : 루비박스
기획·편집 : 허문선
마케팅 : 홍수아
등   록 : 2002. 3. 28. (22-2136)
주   소 : (137-860) 서울시 서초구 서초 2동 1338-21 코리아비즈니스센터 805
전   화 : 02-6677-9593(마케팅) 02-6447-9593(편집)
팩   스 : 02-6677-9594
이메일 : rubybox@rubybox.co.kr
블로그 : www.rubybox.kr 또는 '루비박스'
페이스북 : www.facebook.com/rubyboxbooks
트위터 : @rubybox_books

빛나는 피부, 예쁜 몸매, 건강한 젊음

여성호르몬 파워

마스다 미카 · 쓰시마 루리코 지음 | 박은희 옮김

루비
박스

머리말 건강과 아름다움의 비밀 열쇠, 여성호르몬　8

Part 1 피부와 모발의 밸런스가 깨질 때

변화의 원인은 여성호르몬!　12
피부 트러블이 좀처럼 가라앉지 않는다　17
요즘 들어 모공이 더 커진 것 같다　20
피부가 건조하고 푸석푸석하다　23
성인여드름이 자주 난다　26
피부 톤이 어둡고 칙칙해졌다　29
기미가 늘었다　32
피부의 탄력이 없어지고, 팔자주름이 생겼다　35
피부가 빨개지거나 염증이 생긴다　38
다크서클이 눈에 띄게 심해졌다　41
머리카락이 얇아지고, 탈모가 심하다　45
비듬이 많아서 고민이다　48
손톱이 잘 부러진다　51

column 1 두피와 모발 관리가 고민이라면　54

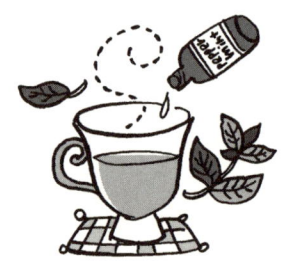

Part 2 더 이상 날씬해질 수 없는 걸까?

다이어트에는 효과적인 시기가 있다! 56
다이어트를 해도 살이 빠지지 않는다 64
부종으로 체중이 늘었거나, 아침에 일어나면 얼굴이 부어 있다 67
변비 때문에 배가 볼록하다 70
운동을 해도 체중이 줄지 않는다 73
먹는 양은 똑같은데 금세 체중이 증가한다 76
하체 비만, 해결하고 싶다! 79
날씬한 허리와 다리를 갖고 싶다! 81
column 2 잘 챙겨 먹고 싶은 사람을 위해 86

Part 3 최근 들어 몸이 자주 피로하다면

여성호르몬을 알면 몸의 이상증상을 가뿐히 해결할 수 있다 88
나른하고 금세 피곤하고, 항상 어딘가 상태가 안 좋다 89
이유 없이 항상 졸리고, 아침에도 개운하지 않다 91
요즘 들어 생리통이 심해졌다 96
생리 전, 너무 괴롭다 98
몸이 냉하고, 손발이 차다 102
심각한 어깨 결림 때문에 괴롭다 105
머리가 자주 아프다 108

배가 팽팽하거나 아프다　111
허리가 아프고 무겁게 느껴진다　114
눈이 건조하고 피곤하다　117
입안이 마르고 입 냄새가 난다　120
column 3 피곤하고 나른한 밤에　124

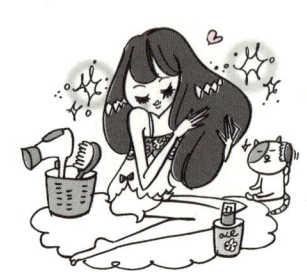

Part 3　스트레스 탓일까? 마음이 불안정할 때

마음도 호르몬 변화의 영향을 받는다　126
짜증이 많아지고 자주 화를 낸다　127
금세 기분이 가라앉는다　130
누구와도 이야기하고 싶지 않거나, 즐거운 일이 적어졌다　133
집중력이 떨어졌다　136
잠드는 게 힘들고 깊게 자지 못하는 것 같다　139
갑자기 울고 싶어질 때가 있다　143
column 4 몸과 마음의 피로를 풀고 싶을 때　146

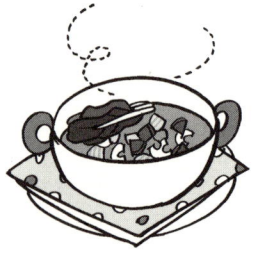

Part 4 성인 여성을 위한 여성호르몬 집중 강좌

여성호르몬과 여자의 일생   148
여성호르몬과 생리와의 관계   152
여성의 일생 동안 가장 많이 발생하는 병은?   157
병원에 가자!   170
저용량 피임약, 그것이 알고 싶다   170
아름다운 여성이 되기 위한 한방 레슨   174
여자의 힘을 끌어올리는 영양제   178
'임신을 위한 힘'을 키우기 위해서는?   186
활기차고 아름다운 삶을 위한 8가지 계명   187

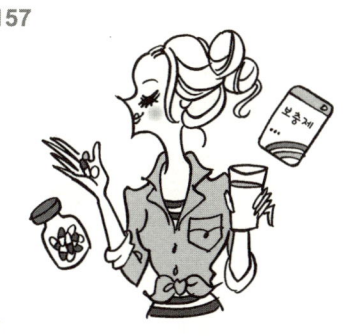

맺음말   191

머리말

건강과 아름다움의 비밀 열쇠, 여성호르몬

'예뻐지고 싶어!'

여성이라면 누구나 예뻐지길 바란다. 예뻐지고 싶다면 반드시 주목해야 하는 것, 바로 '여성호르몬'이다.

나는 2006년에 유방암에 걸렸었다. 다행히 정기적으로 건강 검진을 받아 온 터라 조기에 발견할 수 있었다. 생명의 위험도 없었고 유방도 잃지 않을 수 있었다. 수술을 하고 특별한 치료 없이 3박4일 만에 퇴원한 게 전부였다. 항암제나 호르몬 치료도 받지 않았다. 바로 일도 할 수 있었고, 일주일 후에는 취미인 조깅도 즐길 수 있었다.

하지만 또다시 병에 걸리고 싶지 않다. 열심히 일하고 사랑하는 가족, 친구들과 여행 다니면서 건강한 삶을 살고 싶다. 즐겁게 수다를 떨면서 식사를 하고, 요가나 필라테스를 하는 등 평범한 일상에서 행복을 느끼고 싶다.

물론 살다 보면 바쁘고 피곤해서 스트레스도 받고 크고 작은 트러블이 종종 생기기 마련이다. 그래서 나는 여성호르몬에 관해 아는 것이 중요하다고 생각한다. 여성호르몬이야말로 여성의 몸의 변화와 직접적인 관련이 있으며 건강과 아름다움을 유지시켜 주는 열쇠이기 때문이다. 여성호르몬을 알면 몸에 이상이 생긴 이유를 알 수 있고 그에 맞는 대책도 세울 수 있다. 자신의 몸, 피부, 마음까지 자유롭게 다스릴 수 있다니, 상상만 해도 멋지지 않은가?

몸에 이상이 생기면 여성은 예뻐 보이지 않는다. 특히 피부나 머리카락은 몸과 마음의 상태를 잘 보여준다. 몸에 생기는 작은 이상증상들은 몸에서 보내는 SOS 신호다. 그렇기 때문에 이를 방치해서는 안 되고, 자기 자신을 소중하게 여길 줄 알아야 한다.

여성호르몬에 대해 잘 알고 있으면, 피로, 냉증, 생리통, 어깨 결림, 짜증, 우울, 불면 등의 문제를 해결할 수 있다. 뿐만 아니라 다이어트를 해서 스타일을 살리고 싶거나, 투명한 피부와 찰랑거리는 머릿결을 갖고 싶은 소망도 이룰 수 있다. 나 역시 유방암을 진단받고 수술한 뒤로 몸에 생긴 작은 이상증세를 소홀히 여기지 않고 찬찬히 해소해나가는 것이 얼마나 중요한지 절실히 깨닫고 있다.

이 책에서는 여성호르몬에 관한 지식을 바탕으로 식사, 입욕, 마사지, 스트레칭, 허브나 아로마 오일, 보충제 등, 여성 건강에 대한 비법을 소개한다. 저용량 피임약이나 한약 등을 처방받는 방법도 소개하고 있다. 물론 전부 실행할 필요는 없다. 하고 싶은 것, 할 수 있는 것, 기분 좋은 것, 즐거운 것부터 시작하면 된다. 셀프케어만으로 개선되지 않는 이상증상은 의사와 상담하기 바란다.

그러면 이제부터 여성호르몬에서 시작되는, 예뻐지는 길을 향해 출발해보자!

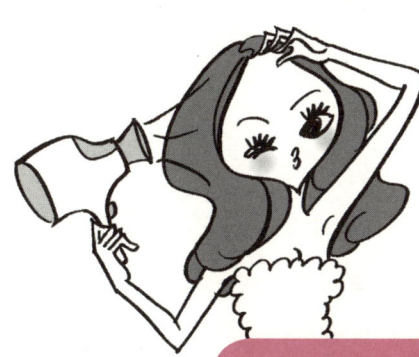

Part 1
피부와 모발의 밸런스가 깨질 때

변화의 원인은 여성호르몬!

두 가지 여성호르몬의 비밀

'피부미인이 되고 싶어', '다이어트를 해서 예뻐지고 싶어!', '몸 상태가 좋지 않아서 너무 괴로워', '언제까지나 젊어 보이고 싶어' 등등.

여성이라면 누구나 이런 소망을 갖고 있지 않을까. 이런 소망을 이루기 위해 반드시 필요한 물질이 바로 '여성호르몬'이다.

실은 여성의 몸과 마음과 피부는 모두 여성호르몬의 영향을 받는다. 따라서 여성호르몬을 공략하는 것이 바로 여성의 아름다움과 건

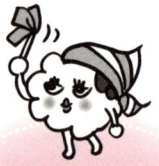

프로게스테론(황체호르몬)

임신하기 쉽도록 자궁내막을 부드럽게 하고, 임신이 되지 않으면 자궁 안을 청소한다!(일반적으로는 에스트로겐과 반대의 작용을 한다)

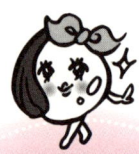

에스트로겐(난포호르몬)

여성스러운 몸을 만들고, 임신에 대비해 자궁내막을 두껍게 만든다. 자율신경, 감정 변화, 피부, 점막, 뼈, 관절, 근육, 내장, 뇌의 운동에도 크게 관여하고 있다.

강을 유지하는 지름길이다.

　그러면 여성호르몬은 어디에서 분비되고 있을까? 설마 "자궁이요!"라고 대답하는 사람은 없을 거라 생각한다. 여성호르몬은 '난소'에서 분비된다.

　난소에서 분비되는 여성호르몬은 두 가지가 있다. 하나는 '에스트로겐(난포호르몬)', 또 하나는 '프로게스테론(황체호르몬)'이다.

　이 에스트로겐과 프로게스테론은 각각 다른 기능을 갖고 있다. 한마디로 말하면 에스트로겐은 여성스러움을 만드는 호르몬이고, 프로게스테론은 임신을 돕는 호르몬이다.

　이 두 가지 여성호르몬은 임신과 출산 준비는 물론, 전신에 관여한다. 또, 매월 찾아오는 생리(의학적으로는 월경이 정식 명칭이다)나 컨디션에 크게 영향을 미친다.

　여성호르몬은 생리통, 생리불순, 어깨 결림, 피로, 냉증, 부종 등과 같은 트러블에도 영향을 미친다. 또, 피부를 반짝반짝 빛나게 하거나 뾰루지 같은 트러블이 생기게 하는 것과도 깊은 관련이 있다.

　뿐만 아니라 여성호르몬은 살이 쉽게 찌고 잘 빠지지 않는 살과의 전쟁이나 짜증, 침체, 불면, 우울 등과 같은 마음의 상태에도 영향을 미친다.

여성호르몬을 공략하려면?

'최근 며칠 피부 상태가 좋은 것 같아!', '오늘은 몸이 늘어지고 줄려', '왠지 자꾸 짜증이 나서 남자친구한테 화풀이를 해버렸네' 등 등…….

누구나 이런 경험을 한 적이 있을 것이다.

우리 여성의 몸과 마음에는 한 달 주기로 다양한 변화가 일어난다. 그것은 생리주기에 따라 여성호르몬이 작용하고 있기 때문이다.

여성호르몬이 한 달 동안 어떻게 변하는지는 57페이지 이후에서 자세히 설명하겠지만, 이 책에서는 생리주기를 알기 쉽게 일주일마다 '생리기', '행복기', '뉴트럴기', 'PMS기'로 구분한다.

생리기(생리 시작 1일째 ~ 7일째)

생리 중에는 몸도 마음도 우울하다. 생리통이나 부종 등의 트러블이 있긴 하지만, 몸을 재정비하는 기간이라 생각하고 편안한 마음으로 보내는 게 바람직하다.

행복기(생리 시작 8일째 ~ 14일째)

생리가 끝난 뒤에 한 달 중 몸과 마음이 가장 안정적이고 예쁜 시기다. 여성을 아름답게 만드는 에스트로겐이 많이 분비되어 몸도 마음도 행복하다.

뉴트럴기(생리 시작 15일째 ~ 21일째)

몸도 마음도 평온하고 안정적인 시기다. 자기 자신과 마주하고 내면을 갈고닦는 데 적격이다.

PMS기(생리 시작 22일째 ~ 28일째)

프로게스테론이 많이 분비되어 몸, 마음, 피부가 모두 불안정해지는 PMS(월경전증후군)나 변비, 짜증, 뾰루지 등의 트러블이 일어나기 쉬운 시기다. 불안정한 자신을 받아들이고, 편안하게 보낼 수 있는 방법을 찾자.

피부미용 & 모발 관리도 여성호르몬의 리듬에 맞추어서

한 달 동안 여성호르몬이 어떻게 변하는지를 알면 몸과 마음뿐만 아니라, 피부리듬도 알 수 있게 된다. 예를 들면, 이번 주는 피부 상태가 좋을 때, 다음 주는 트러블이 일어나기 쉬운 시기 등 피부리듬을 점쟁이처럼 맞힐 수 있다!

다음 페이지에 한 달간의 피부 변화에 대해 정리해두었다. '한 달 사이에 이렇게 변하다니!'라고 놀랄 것이다. 아름다워지기 위해서는 여성호르몬의 리듬에 맞추어 관리를 하는 것이 중요하다.

여성호르몬의 리듬을 확실하게 파악해서 피부미용과 모발 관리에 활용하자.

여성호르몬의 리듬에 맞춘 피부미용 & 모발 관리

❶ 생리기
피부(두피 포함)가 가장 민감한 때다. 따끔거리거나 가렵거나 염증이 생기기 쉬우니 주의하자.

❷ 행복기
한 달 중에 피부 상태가 가장 좋고 트러블이 적은 시기다. 피부와 머리카락에 윤이 나고 화장도 잘 받는다. 자신감을 갖고 데이트나 중요한 이벤트를 노려보자.

❸ 뉴트럴기
행복기에 이어 피부는 비교적 안정적인 시기다. 다만 PMS 시기가 가까워지면서 컨디션도 피부 상태도 나빠지기 시작한다.

❹ PMS기
피지 분비가 많아진다. 피부에 끈적거림, 번들거림, 뾰루지가 생기기 쉽고, 두피에도 트러블이 일어나기 쉬운 시기다.

피부 트러블이 좀처럼 가라앉지 않는다

여성호르몬이 저하되면 콜라겐도 감소한다

여성호르몬이 저하되면 피부 탄력을 유지시켜주는 콜라겐도 줄어들기 때문에 피부에 탄력이 줄고, 건조하고 푸석푸석해진다. 또, 피부가 탄력을 잃으면 작은 자극에도 민감하게 반응한다. 가려움증, 피부염, 습진이 잘 생기는 것도 여성호르몬의 저하와 관계가 있다.

다만 당뇨병이나 갑상선 기능 질환, 간질환이 있어도 습진이나 가려움증, 홍조 현상이 생기는 경우가 있으니 원인이 될 만한 병이 없는지 확인해보는 것도 중요하다.

또, 피부의 가장 바깥쪽인 각질층은 매일 조금씩 벗겨지고 피부에는 새로운 표피세포가 올라온다. 이것을 '턴 오버'라고 하는데, 피부는 턴 오버를 반복하며 새로 태어난다. 때는 피부가 새로 태어난 증거다.

여성호르몬의 분비가 저하되고, 신진대사가 원활하지 못하면 턴 오버 주기가 늦어져서 각질층도 두꺼워진다.

여성호르몬의 변화에 맞춘 관리법

피부 관리법은 '생리기', '행복기', '뉴트럴기', 'PMS기'의 생리주기에 맞추어 바꾸어주면 효과적이다.

'생리기'는 피부가 가장 민감한 시기다. 홍조나 가려움증, 피부염 등이 생기기 쉬우므로 자극을 주지 않는 케어를 하는 것이 중요하다. 마사지나 스크럽 등의 케어는 피부에 부담을 주므로 피하는 것이 좋다. 팩은 피부에 붙이는 시트 타입이 피부를 자극하지 않고 편안하게 쉴 수 있게 해서 좋다. 이 시기에는 새로운 화장품을 테스트하는 건 자제하도록 하자.

'행복기'는 피부 상태가 최고인 시기다. 맨얼굴의 아름다움을 살려주는 메이크업을 즐길 수 있다. 새로운 화장품을 테스트하는 것도 좋다. 마사지, 스크럽, 필링이나 머리 염색과 파마, 제모 등 자극이 있는 관리는 이 시기에 하는 것이 가장 적절하다.

'뉴트럴기'는 피부가 아직 안정적인 상태이므로, 마사지나 스크럽 등을 해도 좋다. 스페셜 케어로 진한 타입의 크림이나 로션을 사용하는 것도 좋다. 지성피부인 사람은 생리가 가까워지면서 여드름이나 뾰루지가 나기 쉬우므로 주의하자. '피부의 힘'을 키우기 위해 여름에도 피부가 건조해지지 않도록 대책을 마련해두는 것이 좋다.

'PMS기'는 한 달 중 지방 분비가 가장 왕성해지는 시기다. 산뜻하게 관리해주자. 화장수나 가벼운 타입의 로션, 크림 등으로 관리한다. 피지가 신경 쓰인다고 '화장수만 바르고 끝!'은 절대 금물! 박박 문질러 닦는 것도 절대 안 된다. 부드럽게 클렌징 한 뒤, 로션과 크림으로 보습케어를 해주자. 이 관리를 게을리하면 모공이 넓어진다.

뾰루지가 생기는 걸 막기 위해서는 충분한 수면을 취하고 비타민 B, C, E와 미네랄을 충분히 섭취하는 것도 중요하다.

거칠어진 피부 대책과 일상생활에서 주의해야 할 것

식사 시에는 피부나 점막의 건강을 유지해서 노화를 막아주는 알파 카로틴(비타민 A)을 많이 섭취하도록 노력하자. 당근, 붉은 차조기, 파슬리, 시금치, 호박, 쑥갓, 소송채, 미나리, 무청, 부추 등의 녹황색 채소에 많이 함유되어 있다.

입욕으로 신진대사를 높여주는 것도 좋다. 배꼽 아래의 하반신만 물에 담그는 반신욕을 20~30분 정도 해주면, 땀이 촉촉이 배어 나와서 신진대사가 활발해진다.

입욕 시에는 때수건 등으로 피부를 박박 문지르지 않도록 하자. 천연 로션이기도 한 중요한 피부 지방층이 떨어져 나가 피부에 상처를 입힌다. 부드럽게 문지르는 정도로 충분하며, 매일 비누를 사용할 필요도 없다.

요즘 들어 모공이 더 커진 것 같다

에스트로겐의 저하가 원인

모공이 눈에 띄는 건 피부가 처졌다는 증거다. 모공뿐만 아니라 늘어진 턱살 때문에 거울 앞에서 한숨짓는 일은 없는가? 처진 피부가 원인인 '늘어진 모공' 때문일지도 모른다.

여성호르몬 중 하나인 에스트로겐은 피부 탄력을 지켜주는 콜라겐과 엘라스틴, 피부를 촉촉하게 하는 보습성분인 히알루론산 등을 유지시켜주는 기능을 한다.

콜라겐은 피부 깊은 곳에 있는 진피 속을 종횡무진 달리는 '대들보'와 같다. 건축물에 벽과 대들보가 있는 것처럼 피부에서는 히알루론산이 '벽'이고, 콜라겐이 '대들보'다. 히알루론산이 피부의 촉촉함을 유지시킨다면, 콜라겐이 대들보로서 피부의 탄력을 살려주는 것이다. 대들보 콜라겐은 또한 엘라스틴을 둘둘 감아서, 한층 견고하게 보강해준다.

에스트로겐이 저하되면서 이들의 양이 줄어들면 피부 노화가 진행된다. 촉촉함, 탄력, 윤기가 사라지고, 피부가 늘어지고 주름이 생긴다. 그 결과 모공도 눈에 띄게 되는 것이다.

따라서 모공을 관리하기 위해서는 평상시부터 여성호르몬의 균형을 안정적으로 유지시켜야 한다. 그를 위해서 스트레스를 해소하고 몸이 차지 않게 하고 휴식을 취하는 것이 중요하다.

콜라겐은 모공 관리의 강력한 조력자
모공이나 처진 피부에는 콜라겐이 많이 든 음식이 좋다. 콜라겐이 풍부한 식재료로는 상어 지느러미, 닭 날개, 소 힘줄, 연어 껍질, 장어, 가자미 지느러미, 돼지 귀 등이 있다. 보충제로 판매되고 있는 저분자 콜라겐 파우더를 매일 500mg씩 섭취하면 처진 피부에 탄력이 생기고, 피부가 촉촉해지는 효과를 볼 수 있다.

레티놀(비타민 A)이 함유된 화장품도 처진 피부나 주름에 효과가 좋다. 또, 혈액순환을 활발하게 해서 피부 재생력을 높여주는 로즈힙 오일이 들어간 화장품도 있다. 로즈힙은 처진 피부나 성인여드름으로 함몰된 피부를 재생시켜주는 작용도 한다.

얼굴과 머리는 하나의 피부로 이어져 있다
손가락 마디로 두피를 가볍게 눌러보자. 팽팽한가? 만약 팽팽하다면 상당히 스트레스가 쌓였다는 증거다. 또는 올록볼록 부어 있는 느낌이 드는가? 이건 두피가 부어 있다는 증거다.

어떤 증상이건 방치하면 피부 처짐 → 넓은 모공의 원인이 된다. 머리를 감으면서 간단한 두피 마사지를 해주자. 두피는 물론 피부까지 탄력이 생긴다.

하루를 시작하는 아침에 하는 것도 좋다.

두피 마사지

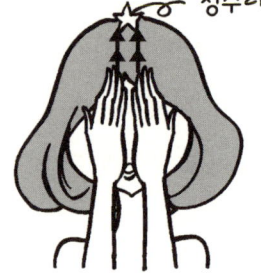

정수리 급소(머리 윗부분의 조금 움푹 팬 곳)

1. 이마에 양손의 네 손가락을 대고, 정수리를 향해 똑바로 올린다.

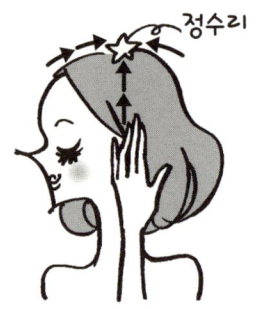

정수리

2. 귀의 가장 윗부분에서 정수리를 향해 쓸어 올려준다.

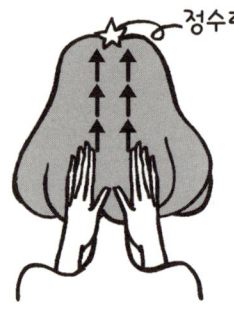

정수리

3. 마지막으로 목 뒤에서 정수리를 향해 쓸어 올려준다.

＊문지르지 말고, 주무르거나 누른다는 느낌으로 마사지하자.

피부가 건조하고 푸석푸석하다

피부의 수분이 줄어든 원인은?
화장품을 바꾼 것도 아닌데 요즘 들어 피부가 거칠어지고 화장이 잘 받지 않는다, 손발이 건조하고 거칠어졌다, 등등의 느낌을 받은 적이 있을 것이다.

건조해진 피부는 여성을 나이 들어 보이게 한다.

피부세포 속의 수분량이 적어지면 피부가 건조해진다. 부종은 수분이 세포 속이 아니라 세포 밖에 쌓여 있는 상태이기 때문에, 부어 있을 때는 피부가 건조해진 것이라고 생각하면 된다.

또, 피부 안쪽의 진피 부분에서 보습에 관여하는 콜라겐과 히알루론산이 감소하면 보습력이 떨어져 피부가 건조해진다. 콜라겐과 히알루론산은 피부 탄력과 생기의 근원이다. 그리고 이들을 유지해주는 것이 에스트로겐이다. 난소 기능이 저하되어 에스트로겐의 분비가 줄어들면 콜라겐과 히알루론산을 유지할 수 없게 된다.

건조 케어=난소 케어!
스트레스는 난소 기능을 저하시키고, 피부를 건조하게 만든다. 건조 케어는 난소 케어라고 해도 과언이 아니다. 난소 케어를 위해서는 냉증, 스트레스, 수면 부족, 불규칙한 생활에 주의해야 한다. 또, 몸은 안과 밖 모두 무조건 따뜻하게 해주자.

건조하면서 부종이 동반되는 경우에는 세포 내에 수분이 골고루 전달될 수 있도록 수분을 섭취하면서 몸을 따뜻하게 한다.

대사를 높이는 데는 역시 걷기 등의 유산소운동이 제격이다. 욕조에 들어가서 땀을 쭉 빼는 것도 좋다.

식사 시에는 비타민 B군을 많이 섭취하도록 한다. 만약 피부가 건조해졌을 뿐 아니라 식욕부진, 나른함, 피로 등의 증상이 있고 체력도 떨어진 것 같다면, 멀티미네랄과 비타민을 섭취하면 피부 상태와 함께 몸 상태도 좋아진다.

자외선 차단에 힘쓰고, 과도하게 세안하지 않는다

자외선은 표피뿐만 아니라 촉촉함을 유지시켜주는 진피까지 손상시킨다. 피부 노화는 연령만이 아니라, 자외선 등 외부 환경에도 크게 영향을 받고 있는 것이다.

민낯으로 밖에 나가면 피부는 단숨에 노화되고, 건조해진다. 계절에 상관없이 아침에는 확실하게 보습을 하고, UVA와 UVB를 차단해주는 자외선 차단크림을 잊지 말고 바르도록 하자.

또, 과도한 세안으로 피부를 건조하게 만드는 경우도 있다. 너무 강한 세안제는 피부의 오염물질뿐만 아니라, 피부를 촉촉하게 해주는 천연성분까지 빼앗아버리고 만다. 클렌징으로 화장을 지우고 미지근한 물이나 부드러운 세안제로 가볍게 씻어주는 정도가 좋다. 세

화장수로 '로션 팩' 하기

자신이 가지고 있는 화장수 중 보습효과가 좋은 것을 이용해 간단히 할 수 있는 로션 팩 방법이다. 목욕 후에 해보자.

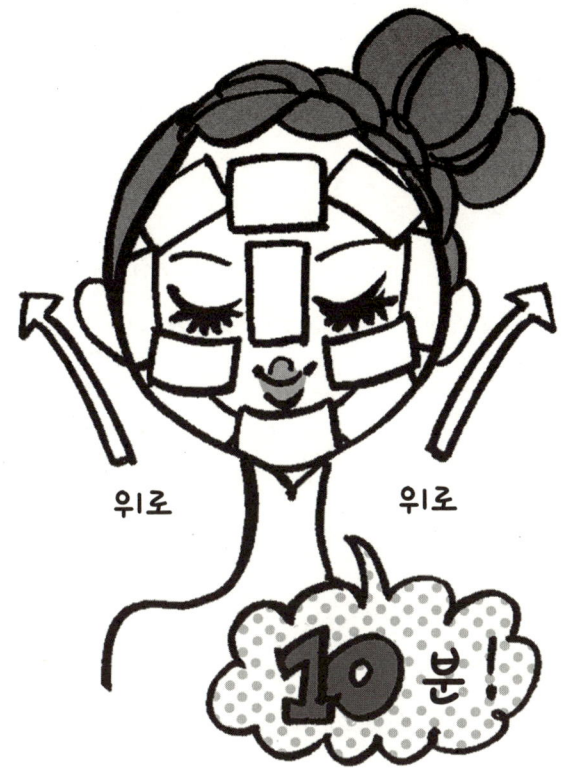

위로　위로

10분!

＊화장 솜에 화장수를 충분히 적셔서 얼굴에 붙이기만 하면 된다. 다만 화장 솜이 마를 때까지 붙이고 있어서는 안 된다. 10분 정도 지나면 반드시 떼어낸다.

안 후에는 바로 화장수와 로션 등을 발라주자.

성인여드름이 자주 난다

피부는 몸속 상태를 말해준다

이마나 뺨, 콧방울, 턱, 몸에 나는 성인여드름이나 뾰루지. 피부는 인간의 몸 중 가장 표면적이 넓고, 몸속 상태를 잘 나타내주는 곳이다.

스트레스, 피로, 고민거리, 식사 등의 원인으로 컨디션이 나빠지면 피부에 그 결과가 나타난다. 물론 피부 상태만 나쁜 것이 아니다. 피부에 뾰루지가 생겼다는 것은 몸속 상태도 좋지 않다는 의미다.

여성의 피부는 난소, 자궁, 위장의 상태를 반영한다. 여성의 여드름이나 뾰루지는 여성호르몬과 밀접하게 관련되어 있는 것이다.

10대 사춘기 시절의 여드름은 젊은 여성에게 많이 나타나는, 남성호르몬의 과다 분비와 여성호르몬의 불균형이 원인이다. 하지만 보통 20~30대가 되면 여드름은 사라지고 피부는 좋아진다.

그러나 어른이 된 뒤에도 이마나 뺨에 생기는 성인여드름은 여성호르몬의 불균형, 즉 에스트로겐과 프로게스테론의 분비가 불균형한 상태라는 증거다. 특히 PMS 시기에 턱이나 입 주변에 생기는 뾰루지는 프로게스테론의 소행이다.

배란 후부터 생리 전에 분비량이 늘어나는 프로게스테론은 피지 분비를 활발하게 하는 여성호르몬이다. 프로게스테론의 양이 증가하면 몸이 차가워져서 혈액순환이 안 되거나 위장 기능이 약해지는데, 그것이 뾰루지가 되어 나타나는 것이다.

가벼운 운동으로 몸을 따뜻하게 해주자!

'PMS기'의 뾰루지나 피부 트러블은 여성호르몬의 균형을 조절해주면 개선된다. 그를 위해서는 냉증에 대한 대책을 세워서 혈액순환이 잘되게 해주어야 한다.

가장 좋은 것은 운동이다. 걷기 등의 유산소운동은 몸을 따뜻하게 하고, 여성호르몬의 기능을 활발하게 한다. 게다가 지방 연소에도 도움이 되기 때문에 일석삼조라고 할 수 있다!

하루 10분씩 3회에 나누어 운동을 해도, 30분간 운동을 지속한 것과 효과가 크게 다르지 않다는 조사 결과도 나와 있다. 10분씩 3회라면 할 만하지 않은가?

나 역시도 운동의 효과를 실감하고 있다. 꾸준히 운동을 하면서 냉증과 변비는 물론 피부 트러블도 완전히 사라졌다.

중요한 것은 일주일에 2~3일이라도 좋으니 꾸준히 하는 것이다.

물론 반신욕 등으로 차분히 몸을 따뜻하게 하는 것도 중요하다. 또, 뾰루지가 생겼을 때는 몸 밖만 따뜻하게 할 것이 아니라 따뜻한 음료를 마셔서 몸속까지 따뜻하게 해주는 것이 좋다.

위장이 약해져 있는 상태라면 차가운 음식은 금물이다. 아이스크림을 좋아해도 뾰루지가 났을 때는 자제하도록 하자.

피부미용에 좋은 비타민과 율무

비타민 B군을 중심으로 비타민 C, A, E는 피부미용에 반드시 필요한 영양소다. 뾰루지가 생겼을 때는 식사와 함께 영양제도 섭취해주자. 또, 혈액을 맑게 해서 피부 저항력을 키워주는 아티초크(엉겅퀴과 다년초)나 울금, 장미 보충제로 평상시에 몸 상태를 정돈해두는 것도 중요하다. 단것은 염증을 진행시키므로 성인여드름이 생겼을 때는 먼저 단것을 줄여보자. 이렇게만 해도 피부 상태가 좋아진다.

율무는 독소를 제거해주는 효능뿐만 아니라 비타민 B군도 풍부해서 성인여드름과 기미에 좋은 곡물이다. 친환경농산물점이나 곡물 코너에 가면 쉽게 구할 수 있다. 현미와 함께 넣어 밥을 지으면 맛이 좋으니 꼭 시도해보기 바란다. 다만 임신 중에는 유산이나 조산을 유발할 수 있으므로 자제하자.

피부 톤이 어둡고 칙칙해졌다

에스트로겐이 저하되면 피부는 어두워진다

자외선 차단과 미백 관리를 철저히 하고 있는데도 피부가 칙칙해져서, 파운데이션을 한 톤 짙은 걸로 바꿔야 하는 건 아닌지 고민해본 사람도 많을 것이다.

피부가 어두워지는 것도 에스트로겐의 영향임을 부정할 수 없다. 뇌하수체 시상하부는 에스트로겐이 저하되면, 에스트로겐을 내보내기 위해 성선자극호르몬을 분비한다. 그러면 근처에 있는 멜라노사이트 자극호르몬이 영향을 받아서 멜라닌 색소를 분비하라는 지령을 내린다. 우리가 잘 알고 있는 것처럼 멜라닌 색소는 기미나 피부를 어둡게 만드는 원인이 되는 성분이다.

피부가 어두워지는 것을 막기 위해서는 역시 여성호르몬의 균형을 유지하는 것이 중요하다. 과중한 스트레스나 피로는 난소의 기능을 떨어뜨리고, 피부를 어둡게 만든다. 우선은 스트레스 해소에 힘쓰도록 하자.

하루 1,000mg 이상의 비타민 C를 섭취하자

어두워진 피부에 대한 적극적인 해결 방법은 신진대사를 높이고, 세포의 산화를 방지하기 위해 비타민 C를 섭취하는 것이다. 어두워진 피부 톤을 밝게 하고 기미를 예방하려면 하루에 1,000mg 이상의 비타민 C를 섭취해야 한다.

비타민 C는 열이나 공기에 매우 약하고 민감하다. 예를 들어, 무를 갈아서 20분간 방치하면 약 20%의 비타민 C가 손실된다. 시금치를 3분 정도만 데쳐도 약 50%의 비타민 C가 손실된다. 따라서 야채를 조리하거나 과일의 껍질을 벗기면 가능한 한 빨리 먹는 것이 좋다.

비타민 C를 검어진 피부나 기미를 해결하기 위해서가 아니라 필요한 영양소로서 섭취한다면 보통 하루 100mg 정도를 먹으면 된다. 100mg의 비타민 C를 음식으로 섭취하려면, 아세롤라 주스 84cc(약 1/2컵), 딸기 8개(약 160g), 귤 4개(약 280g), 감 1개(약 150g), 레몬 2/3개(약 100g), 키위 1.5개(약 60g), 브로콜리 1/3개(약 80g)를 먹어야 한다. 피부 관리를 위해 하루 1,000mg의 비타민 C 섭취를 목표로 한다면 이것의 열 배는 먹어야 하는 셈이다. 필요량을 전부 음식으로 섭취하기란 쉽지 않으므로 영양제를 효율적으로 조합해서 섭취하도록 하자.

다만 비타민 C는 한 번에 많은 양을 섭취하면, 미처 흡수되지 못한 양은 소변으로 배출되고 만다. 하루 2~3회로 나누어서 식사와 함께 섭취하도록 하자.

투명한 피부를 만들어주는 스팀수건 미용

몸이 차가워서 혈액순환이 잘되지 않으면 피부색도 검어진다. 스스

피부 투명도를 높이는 스팀수건 미용

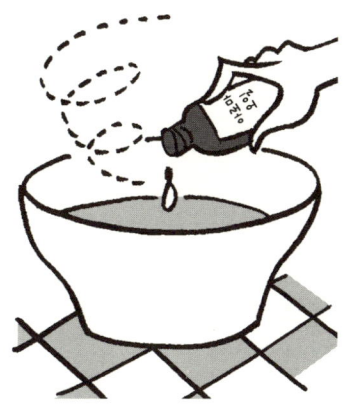

1. 세면기에 45도 정도의 조금 뜨거운 물을 받은 뒤, 좋아하는 아로마 오일(정유)을 2~3방울 떨어뜨린다.

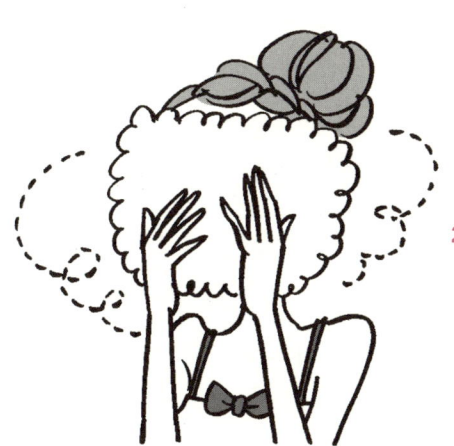

2. 수건에 1을 적셔준 뒤, 잘 짜서 얼굴 전체를 감싸준다. 그런 뒤 손바닥으로 가볍게 눌러주면 된다. 피부에도 좋고 기분까지 좋아진다.

로는 몸이 냉하지 않다고 생각해도 내장이 냉해져 있는 경우가 많다. 매일 따뜻한 물로 목욕을 하고 차가운 음식은 자제하자. 겨울은 물론, 냉방시설을 가동하는 여름에도 배꼽 아래를 핫팩으로 따뜻하게 해주면 좋다. 또, '스팀수건 미용'은 피부의 투명도를 높이는 데 좋고, 빠른 효과를 기대할 수 있다. 아침에 하면 좋다.

기미가 늘었다

기미도 에스트로겐과 관계가 있다

어느 날, 거울 앞에서 발견한 기미! 한 번 생겨버린 기미는 조금씩 점점 진해져갈 것이다. 피부 타입에 따라 기미가 잘 생기지 않는 사람도 있지만, 아무리 관리를 해도 기미가 잘 생기는 사람도 있다.

　기미와 색소침착의 대표적인 원인은 자외선인데, 자외선을 철저히 차단해도 생기는 기미는 여성호르몬의 영향이 크다. 난소의 수명에 따라 여성이라면 누구나 에스트로겐의 분비는 점점 줄어들게 된다. 강한 스트레스나 과로로 인해 그 속도가 더욱 빨라지기도 한다.

　검어진 피부와 마찬가지로 기미 역시 '에스트로겐 저하 → 성선자극호르몬 증가 → 멜라닌 증가'의 과정을 거쳐 늘어난다. 임신 중에 기미가 잘 생기는 것도 임신을 안전하게 유지하기 위해 성선자극호르몬이 증가해서, 멜라노사이트 자극호르몬을 자극하기 때문이다.

UV케어와 대사 증진을 위해 비타민을 섭취하자

우선은 UVA와 UVB를 철저하게 차단하자. 자외선으로 인해 신진대사가 떨어지면 얼굴 전체에 기미가 번지고 만다.

신진대사 증진과 항산화를 위해서는 비타민 C를 보급해 주어야 한다. 그중에서도 로즈힙 등의 자연 비타민이 좋다. 기미 예방과 관리를 위해서 하루에 1,000mg 이상의 비타민 C를 섭취하도록 하자.

비타민 C와 함께 비타민 E, B군, 칼슘도 함께 섭취하면 효과가 좋다. 비타민 E는 혈액순환을 좋게 하고 세포가 산화되는 것을 막아주고 대사를 활발하게 해준다. 깨, 아몬드, 호박, 올리브 오일 등에 많이 함유되어 있다.

비타민 B군은 대사를 높이고, 부종과 피부가 거칠어지는 것을 막아준다. 발아현미, 아보카도, 바나나, 오렌지, 호박, 아스파라거스 등에 풍부하다. 칼슘에는 피부 저항력을 높이고 염증이 잘 생기지 않게 하는 기능이 있다.

깨는 혈액순환을 촉진하고 세포의 산화를 막는 비타민 E를 풍부하게 함유하고 있어서, 간의 독소 제거를 돕는다. 식물섬유가 많고 변비 예방, 냉증 개선, 자궁의 울혈을 막는 등 효과가 뛰어난 최고의 미용식품이다. 볶은 깨를 갈아서 폰즈나 올리브 오일 & 레몬 등과 섞

미백 마사지

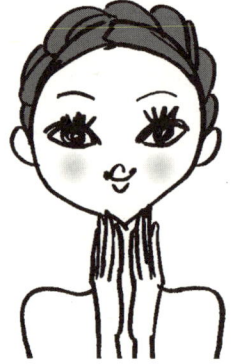

1. 양 손가락 끝을 가볍게 뻗어서 턱 아래에 댄다.

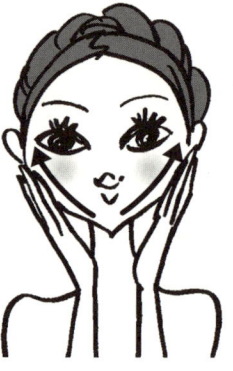

2. 가볍게 누르면서 귀 아래쪽까지 올린다.

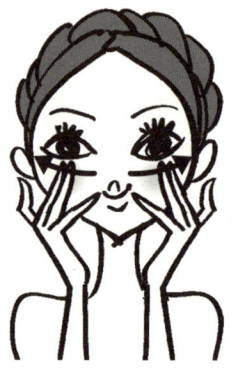

3. 광대뼈 아래를 따라 관자놀이까지 이동한다.

어 먹어도 맛있다. 일상생활 속에서 다양하게 궁리를 해서 많이 섭취하도록 하자.

미백화장품으로 부드럽게 관리하자
여성호르몬이 저하되어 생긴 기미는 무리하게 필링을 하거나 강한 화장품을 사용하면 자극을 받아서 더욱 짙어진다. 미백화장품으로 부드럽게 관리하도록 하자. 피부의 신진대사를 높여주는 미백 마사지와 미백 마스크 등도 좋다.

피부의 탄력이 없어지고, 팔자주름이 생겼다

탄력 있는 피부에 중요한 것은?
윤기 있고 탱탱한 피부였는데 언제부턴가 처지고 팔자주름도 생기고, 얼굴 라인까지 무너져서 신경이 쓰이진 않는가?

여성의 건강과 미모를 유지해주는 에스트로겐은 피부의 윤기와 탄력을 지켜주는 콜라겐과 히알루론산 생성에 직접 관여한다. 이 에스트로겐이 감소하면 피부 표피에 있는 각질층의 수분량뿐만 아니라 그 안에 있는 진피의 콜라겐이나 히알루론산도 감소한다. 그러면 피부 노화(산화)가 진행되면서 촉촉함, 탄력, 윤기 등 피부를 젊게 유지시켜주는 요소들의 힘도 단숨에 하락하고 만다. 이것이 피부 노화가 진행되는 원인이다.

스트레스와 피로는 피부를 늙게 한다

에스트로겐은 갱년기 이후에 비탈길로 굴러떨어지듯 단숨에 감소하는데, 20~30대에도 스트레스와 피로 등의 영향으로 에스트로겐의 분비가 저하되기도 한다.

처진 피부가 신경 쓰인다면 스트레스, 피로, 체력 저하의 신호일지도 모른다. 원인을 제거해서 여성호르몬의 상태를 정상으로 돌려주자.

맛있게 먹고 예뻐지자!

피부의 재료가 되는 양질의 단백질(두부, 낫토나 닭 가슴살 추천)과 비타민, 미네랄이 풍부한 채소가 가득한 식사를 하자.

콜라겐은 상어 지느러미, 닭 날개, 소 힘줄, 장어 등에 많이 함유되어 있지만, 매일 먹는 건 쉽지 않으므로 저분자 콜라겐 파우더 등을 효율적으로 사용하도록 하자.

콜라겐을 만들 때 필요한 비타민 C와 비타민 C를 강화시켜주는 플라보노이드 류(비타민 P), 미네랄, 아연도 충분히 섭취하면 좋다.

플라보노이드 류는 감귤류에 많이 함유되어 있고, 아연은 굴, 밀

처진 피부를 관리해주는 얼굴 마사지

1. 쇄골 위의 움푹 팬 곳을 세 손가락으로 눌러준다.

2. 얼굴 중심에서 바깥쪽을 향해 쓸어 올려준다.

3. 이마에 양손 바닥을 대고 꾹 눌러준다.

Part 1_ 피부와 모발의 밸런스가 깨질 때

배아 빵, 깨에 많이 함유되어 있다.

로즈힙으로 얼굴 마사지를 해주자
자외선은 표피는 물론 진피에까지 침입해서 피부 탄력을 빼앗아간다. 때문에 UVA, UVB 케어는 반드시 해주어야 한다.

또, 처진 피부에는 혈액순환을 촉진시켜서 피부 재생력을 높여주는 얼굴 마사지가 좋다. 이때 피부 재생을 촉진시키는 로즈힙 오일을 사용해보자. 로즈힙 오일(5ml) 베이스에, 라벤더나 로즈메리 아로마 오일(정유)을 한 방울 넣어 마사지 오일을 만든다.

얼굴 마사지는 목욕 후나 세안 후에 하면 좋고, 목욕 중에 해도 좋다.

피부가 빨개지거나 염증이 생긴다

염증과 습진은 건성피부의 신호
가려움증 때문에 나도 모르게 긁어서 피부에 상처를 내고 말았어…….

이제까지 그렇게 민감하지 않았는데 속옷(섬유)이나 생리대 때문에 피부가 짓무르거나, 심하면 아토피성 피부염에 가까운 습진이나 두드러기가 생기는 사람도 있다.

이런 증상은 피부와 점막이 건조해서 민감해지면 자주 나타난다.

초기 갱년기나 갱년기가 되면 여성호르몬이 저하되어 점막이 건조해지면서 이런 증상이 나타난다. 하지만 20~30대에도 여성호르몬의 균형이 무너지면 비슷한 증상이 나타나기도 한다.

한방약으로 피부를 촉촉하게!

이런 증상은 세포에 필요한 수분이 제대로 전달되지 않아서 일어나는 것으로, 한방에서는 이런 증상을 '음허 陰虛'라고 한다. 피부나 점막이 약해진 것 같다면 한방으로 치료해보자.

팔미지황환八味地黃丸, 우차신기환牛車腎気丸은 허리와 다리의 냉증이나 빈뇨, 입안이 마르는 현상이 동반되는 사람에게도 추천한다. 기침이 나거나, 목이 간질거리는 현상이 동반된다면 맥문동탕麥門冬湯이 좋다. 진무탕眞武湯은 위장이 약하고(위장 벽도 점막이다) 현기증이나 공중에 붕 떠 있는 느낌이나 두근거림을 동반하는 사람에게 좋다. 또, 온경탕溫經湯은 피부를 촉촉하고 따뜻하게 해준다.

몸에 좋은 기름과 자양강장에 좋은 식사

피부에 염증이 생겼다는 건 위장 점막이 약해져 있다는 증거다. 피부는 내장의 상태를 잘 보여준다. 소화가 잘되고 위장에 편하면서도 살찔 염려가 없는 음식을 마음껏 먹고 싶지 않은가. 맛있고 즐겁게 음식을 먹으면 침이나 소화를 돕는 성분이 많이 나와서 소화를 촉진시킨다.

요점은 좋은 기름을 충분히 섭취하고, 그 외의 기름은 최대한 섭취를 줄이는 것이다. 오메가3는 피부를 위해서도 섭취하면 좋은 기름이다. 등 푸른 생선에 많이 함유되어 있는 EPA와 DHA, 알파 리놀렌산(차조기유, 아마씨유 등)이 풍부한 기름이다. 오메가3는 열에 약해서 볶는 요리에는 쓸 수 없다. 열을 가하는 요리를 할 때는 산화가 잘되지 않는 아보카도 오일이나 오메가9의 올레산(올리브 오일, 피너트 오일, 카놀라유 등)을 사용한다. 모두 신선한 것을 사용하도록 하자.

그리고 몸을 따뜻하게 하고 자양강장에 좋은 식사를 하도록 궁리하자. 현미(발아현미), 율무, 발효식품인 된장(혹은 낫토) 등을 가능하면 식사 때마다 빼놓지 말고 먹도록 한다. 질 좋은 단백질인 콩 제품에는 호르몬 균형을 조절하는 기능이 있다.

또, 피부나 점막이 약해져 있을 때는 백미나 백설탕, 단것, 카페인은 자제하는 것이 좋다.

문지르지 말고, 과도하게 씻지 않는 것이 중요하다

바깥쪽 피부를 관리할 때 중요한 것은 절대로 과도하게 씻지 않는 것이다. 피부는 문지르지 않는 것이 기본이다. 특히 주의해야 할 것이 클렌징! 좋은 클렌징 제품으로 부드럽게 씻어내주자. 눈 화장을 지울 때는 화장 솜을 미지근한 물에 적셨다가 가볍게 짠 뒤 클렌징 로션을 묻혀 눈 위에 올려놓는다. 그런 뒤 화장이 녹으면 부드럽게 닦아낸다. 세세한 부분은 면봉에 클렌징 로션을 묻혀서 조심스럽게 닦아낸다. 얼굴 전체를 클렌징 할 때는 조금 많다 싶을 정도(500원 동전 정도)로 클렌징 로션을 듬뿍 사용한다. 닦아낼 때는 부드럽게 나선을 그리듯 마사지를 해서 더러움이 겉으로 올라오게 한다. 벅벅 문지르는 것은 금물! 메이크업이 올라오면 가능한 한 물(겨울에는 미지근한 물)로만 씻어낸다.

그 밖에도 입욕 시 너무 뜨거운 물에 들어가지 않는 것, 피부를 문질러서 닦지 않는 것, 목욕 후 5분 안에 크림과 로션 등을 발라서 보습을 하는 것이 중요하다.

다크서클이 눈에 띄게 심해졌다

다크서클은 혈액순환이 안 좋다는 증거!
잠이 부족할 때 거울을 보면, 눈 밑에 다크서클이……!

충분히 잠을 자고 푹 쉬면 좋아지는 다크서클도 있지만, 좀처럼 사라지지 않는 다크서클도 있다.

눈 밑은 피부 중에서 가장 얇고 민감한 부분이어서, 정맥의 색이 잘 보인다. 파랗게 비치는 다크서클이 정맥혈의 색인데, 피곤해서 정맥의 혈이 증가하면(울혈) 갈색(보라색)으로 보인다.

다크서클은 피로나 스트레스로 인한 혈행 불순이나 생리, 빈혈로도 생긴다. 빈혈이 의심되는 경우는 자궁내막증이나 자궁근종이 진행되고 있을 수도 있으니, 검사를 해보는 것이 좋다. 다만 빈혈로 인한 다크서클이라면, 철분제나 영양제로 철분을 보충해 주면 몰라볼 정도로 얼굴색도 좋아지고, 다크서클도 사라진다.

머리와 목, 어깨를 풀어주자

다크서클은 두부頭部의 혈류가 나빠져서 일어나는 경우가 많으니, 우선 두부의 급소를 마사지(110페이지 참조)해주자. 목욕 중에 해도 좋고, 목욕 후 편안히 향을 즐기면서 해도 좋다. 이때 혈액의 흐름을 좋게 하는 마사지 오일을 사용하면 더욱 기분이 좋아진다. 라벤더, 로즈메리 등이 들어간 것이 좋다.

반신욕도 혈류를 좋게 하는 데 효과적이다. 다크서클뿐만 아니라 얼굴이 붓는 데도 입욕은 빼놓을 수 없는 관리 방법이다.

또, 혈류가 나빠져서 생기는 다크서클은 목과 어깨의 스트레칭이 효과적이므로 꼭 시도해보기 바란다.

온몸의 혈류가 좋아지는 걷기 등의 유산소운동도 권장한다.

목 체조

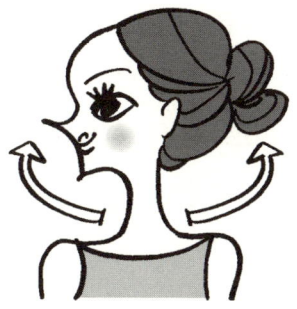

1. 목을 좌우로 비튼다.
   똑바로 옆을 향하도록.

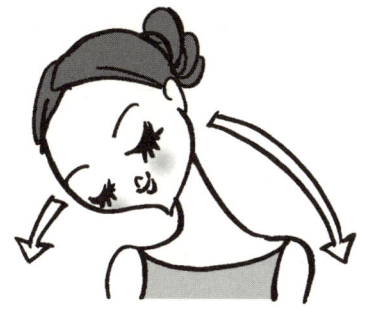

2. 목을 좌우로 똑바로
   쓰러뜨린다.

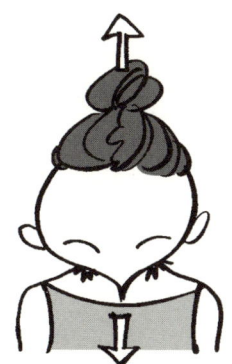

3. 목을 앞뒤로 천천히
   쓰러뜨린다.

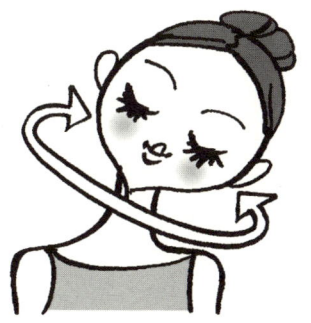

4. 마지막으로 목을
   천천히 크게 돌린다.

혈류를 좋게 하는 비타민은 무엇일까?

다크서클이 생겼을 때는 비타민 B군을 잘 챙겨 먹어야 한다. 다크서클은 혈액의 흐름이 나빠져서 생기는 경우가 많기 때문에 혈류를 촉진시키는 비타민 B군을 보급해 주는 것이 중요하다. 항산화 비타민은 체내의 세포 기능을 활발하게 하고, 혈류를 좋게 한다.

또, 다크서클은 철분 부족으로도 생기므로 철분도 확실하게 섭취하는 것이 좋다. 철분은 비타민 C가 없으면 흡수되지 않으니 비타민 C를 함께 섭취하는 것도 잊지 말자.

철분은 간, 바지락, 낫토에 많이 함유되어 있다. 생리 양이 많은 사람, 식사를 통해 철분을 충분히 섭취하지 못하는 사람은 영양제로 대신해도 좋다.

여성의 하루 철분 권장량은 10.5mg이다.

또, 비타민 E는 활성산소를 억제하는 항산화 능력이 뛰어나서 회춘의 영양소로도 유명하다.

머리카락이 얇아지고, 탈모가 심하다

머리카락 상태로 몸과 마음의 건강 상태를 알 수 있다

"머리카락이 얇아지고 탄력이 없어졌어.", "퍼석거리고 헤어스타일이 엉망이야.", "머리카락 양이 준 것 같아."

이렇게 호소하는 여성들이 늘고 있다.

머리카락은 혈여血与라고 해서 온몸에 영양이 골고루 전달된 뒤, 남은 영양소가 마지막으로 머리카락으로 간다고 한다. 따라서 머리카락의 상태가 좋을 때는 몸도 피부도 건강한 상태인 것이다. 머리카락도 피부의 일부로, 단백질(아미노산)로 이루어져 있다.

영양이 부족하거나 혈류가 나쁘면 머리카락에 영양이 제대로 공급되지 않게 된다.

또, 최근에는 스트레스로 인한 모발 증상으로 고민하는 사람도 늘고 있다. 스트레스로 신경이 계속 긴장하고 있으면, 두피의 혈류가 나빠지고, 머리카락이 얇아져서 손상된다. 또, 여성호르몬의 기능 저하 역시 탈모나 머리카락이 끊어지는 원인이 된다. 이 경우 특히 머리 앞쪽에(전두부에) 증상이 많이 나타난다.

질 좋은 아미노산을 섭취하자

머리카락에 골고루 영양을 공급하기 위해서는 질 좋은 단백질(아미노산)을 섭취해야 한다. 아미노산이 풍부한 식품 중에 추천할 것은 콩 제품, 가다랑어포, 마른 멸치 등이다.

콜라겐도 중요하다. 또, 비타민 B군은 모발의 신진대사를 활발하게 한다.

눈의 피로가 탈모의 원인 중 하나라는 설도 있다. 머리카락을 만드는 영양소인 메티오닌은 눈의 망막을 복원시키기 위해 사용되는 필수 아미노산이다. 때문에 눈이 피로하면 눈의 망막을 복원하는 데 많은 메티오닌이 사용되어서 머리카락까지 영양소가 미치지 못해 탈모의 원인이 된다는 것이다.

그래서 탈모를 예방하려면 채소, 견과류, 콩류 등의, 메티오닌이 풍부한 식품을 먹어야 한다. 주로 시금치, 완두콩, 마늘, 옥수수, 피스타치오, 캐슈너트, 강낭콩, 두부 등에 많이 함유되어 있다.

아름다운 머릿결은 올바른 샴푸법에서 시작된다

매일 잘못된 방법으로 샴푸를 하면 탈모나 가는 모의 원인이 될 뿐 아니라 머리의 노화를 촉진시킨다.

자신의 두피를 한번 만져보자. 단단하고 팽팽하진 않은가? 두피를 손가락으로 움직이려고 해도 잘 움직여지지 않는다면 두피가 긴장해서 혈류가 나빠져 있다는 증거다. 손가락으로 눌러서 두피가 아픈 사람은 스트레스나 피로가 많이 쌓여 있는 것이다.

샴푸를 할 때는 의식적으로 두피를 풀어주도록 한다. 샴푸의 목적

두피와 머리카락을 위해 주의해야 할 점

1. 머리카락은 밤에 자라기 때문에 샴푸는 되도록이면 자기 전에 한다. 아침에 하는 샴푸보다 밤에 하는 샴푸가 좋다.
2. 모공에 낀 오염물질이 탈모의 큰 원인이 된다. 겨울에도 샴푸는 매일 한다.
3. 샴푸를 할 때는 손으로 거품을 낸다. 머리카락에 직접 문질러서 거품을 내지 말 것. 샴푸는 논실리콘 제품을 사용한다(실리콘 제품은 모공을 막아서 머리카락을 손상시킨다).
4. 두피를 한곳으로 모으듯이 주무르면서 씻는다. 두피에 거품을 묻히고, 손가락 마디로 두피를 끌어모으듯이 힘 있게 눌러준다.
5. 머리카락의 오염물질은 두피를 씻은 거품으로 제거한다. 머리카락 안쪽에 손가락을 넣고, 모근에서 머리카락 끝으로 손가락을 움직여서 거품을 미끄러뜨린다. 머리카락을 비비지 않아서 머리카락을 손상시키지 않고 씻을 수 있다.
6. 컨디셔너와 트리트먼트는 두피에 닿지 않도록 한다. 두피에 묻은 여분의 물질이 탈모의 원인이 된다.
7. 젖은 상태는 두피에도 머리카락에도 좋지 않다. 샴푸 후에는 바로 헤어드라이어로 말려준다. 젖어 있는 상태의 머리카락은 손상되기 쉬우므로 자연 건조는 금물!
8. 두피를 두드리거나 문지르는 육모법은 두피에 상처를 내므로 절대 금물이다. 혈류가 좋아지고 두피에 탄력이 생기면 머리카락뿐만 아니라 얼굴 라인도 달라진다.

Part 1_ 피부와 모발의 밸런스가 깨질 때

은 머리카락을 씻는 것만이 아니라 두피를 씻고 풀어주는 데 있다. 절대 박박 문질러서는 안 된다.

🎀 비듬이 많아서 고민이다

건조해진 두피와 피지 분비 이상이 원인

비듬은 피부의 가장 바깥쪽에 있는 각질층이 매일 조금씩 떨어져나가고 새로운 표피세포가 올라오는 턴 오버에 의해 생긴다. 피부는 턴 오버를 반복하면서 새로 태어나기 때문에 두피가 건강하면 신경 쓰일 만큼 비듬이 생기지 않는다. 고민이 될 정도로 비듬이 많다면 어떤 원인이 있을 것이다. 증상이 심한 경우에는 피부과를 찾아 상담을 받도록 하자.

    비듬에도 종류가 있다는 걸 알고 있는가? 크게 나누어서 건조 타입과 지루 타입이 있다. 건조 타입은 비듬이 건조하게 후드득 하고 떨어지는 타입이다. 이 타입은 머리카락을 과도하게 씻는 게 원인으로, 두피가 상당히 건조하다는 증거다. 지루 타입은 두피의 피지 분비가 많은 경우로 남성에게 많으며 비듬이 끈적거린다. 간혹 피지 분비 이상으로 여성에게도 생기는 경우가 있다.

건조한 두피나 피지 분비의 이상은 생활습관이나 불규칙한 식생활, 수면 부족, 스트레스 그리고 여성호르몬의 불균형이 원인이다.

동물성 지방은 억제하고, 기름은 식물성으로

먼저 식생활에서는 비타민 B군을 적극적으로 섭취하도록 하자.

그리고 고기나 유제품 등의 동물성 지방은 되도록 피하자.

오메가3가 많이 함유되어 있는 EPA, DHA(두 가지 모두 등 푸른 생선의 기름), 아마씨유, 들기름(차조기유) 등을 추천한다. 이들 기름은 현대의 식생활에서는 신경 써서 챙겨 먹지 않으면 섭취하기가 쉽지 않다. 그러나 피부 건강과 미용에는 빼놓을 수 없는 기름이다. 몸의 지방을 줄여주고, 동맥경화나 뇌졸중 예방에도 도움이 된다.

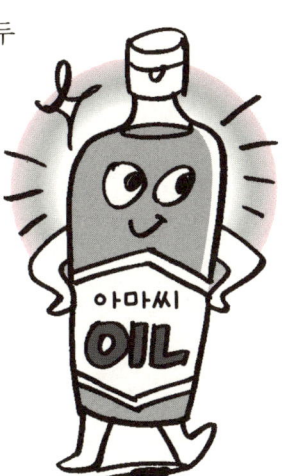

아침저녁으로 두피 마사지를 해주자

두피 마사지는 비듬에 효과가 좋다. 아침저녁으로 꾸준히 하면 두피 상태가 달라지고, 비듬 예방이 될 뿐 아니라 머릿결도 좋아진다(22페이지 참조).

아침저녁으로, 밤에는 샴푸 후에 3분씩 해주면 1개월 후에는 두피가 건강해지는 것을 실감할 수 있다. 그리고 약 3개월 후에는 모근

쪽에 볼륨이 생기는 등 머리카락에도 변화가 나타난다. 두피 케어나 마사지용 로션을 사용하면 더욱 효과적이다.

호호바 오일을 사용하는 것도 좋다. 호호바 오일 5ml에 로즈메리 아로마 오일(정유)을 한 방울 떨어뜨리면 탈모 방지 오일이 된다.

매일매일 꾸준히 관리해주면 건강한 두피와 아름다운 머릿결 그리고 날렵한 얼굴 라인을 만들 수 있으니, 꼭 시도해보기 바란다.

그리고 비듬이 너무 신경 쓰일 때는 사용하고 있는 샴푸나 트리트먼트를 다시 살펴보자. 피부에 좋은 천연제품으로 바꾸어보는 것도 좋다(올바른 샴푸 방법은 47페이지 참조).

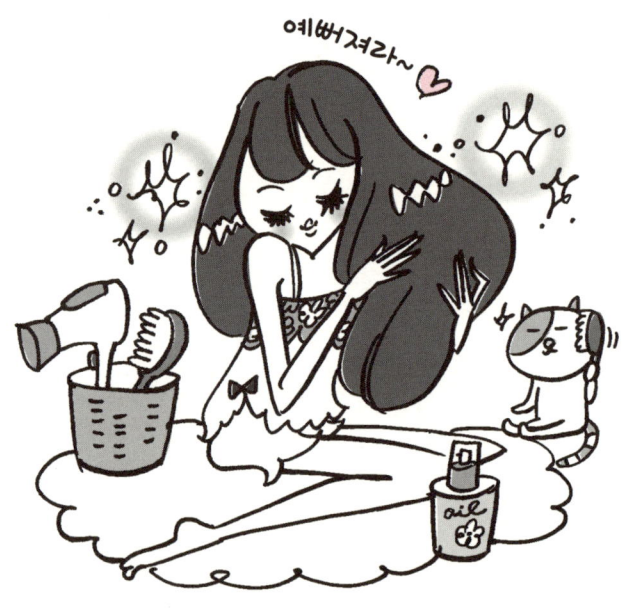

손톱이 잘 부러진다

매니큐어를 바를 수 없어서 속상하다면

손톱에 광택이 없다, 줄이 생겼다, 금세 갈라진다…….

　이전에는 그렇지 않았는데 손톱이 약해져서 매니큐어를 바를 수 없어 속상하다는 여성들도 많다.

　손톱도 피부나 머리카락과 마찬가지로, 여성호르몬의 균형이 무너지거나 초기 갱년기 때 변화를 느끼기 쉬운 부분이다. 여성호르몬에는 칼슘과 단백질, 콜라겐 등의 생성을 돕는 기능이 있다. 이 여성호르몬의 분비가 저하되면 피부나 머리카락, 손톱 등이 차츰 약해진다.

　또, 이런 증상은 빈혈, 갑상선 질환, 신장이나 심장 질환, 간질환, 고원병 등이 원인일 가능성도 있다. 피부, 머리카락, 손톱 증상 외에도 신경 쓰이는 증상들이 있다면 혼자 판단하지 말고 병원에서 검사를 받도록 하자.

　손톱은 의외로 섬세해서 트러블이나 병이 생기는 경우가 많다. 그중 대표적인 것이 손톱 백선(무좀)으로 손톱 표면이 뿌옇게 흐려지고(백탁) 부슬부슬 벗겨지면서 떨어진다. 손톱에 백탁 현상이 생겼다면 피부과에서 치료받도록 하자. 다른 사람에게 감염시킬 뿐 아니라 손톱 질환을 방치하면 손톱이 변형되어 낫지 않는 경우도 있다.

치어, 정어리, 은어를 먹자

흔히 '손톱을 보면 건강 상태를 알 수 있다'고 한다. 손톱은 피부 각질층이 변형된 것으로 케라틴이라는 단백질로 만들어져 있기 때문이다. 또, 손톱 색이 혈류의 상태를 반영하기 때문이기도 하다. 손톱이 약해진 것 같다면, 질 좋은 단백질과 칼슘을 섭취하도록 하자.

손톱에 좋은 식품은 치어, 정어리, 은어 등으로 단백질과 칼슘이 풍부하다. 그 외의 단백질 추천 식품으로는 두부, 낫토 등의 콩 제품과 가다랑어, 전갱이, 꽁치, 참치 등의 생선, 기름기가 적은 닭 가슴살, 붉은 살코기 등이 있다.

또, 야초차인 쇠뜨기(뱀밥)에는 실리카라는 미네랄 성분이 풍부하다. 피부, 뼈, 머리카락, 손톱을 건강하게 하는 기능이 있으니 차로 마셔보기 바란다. 적당한 가격에 구입할 수 있다.

손톱 마사지로 광택을 살리자!

손톱 트리트먼트와 영양 보급을 위한 오일과 크림을 구입해 사용해보자. 입욕 후 편안히 쉬는 동안에 이것들을 이용해 손톱 마사지를 해주면, 손톱이 건강해지고 광택도 살아난다. 여성에게 손톱 손질은 스트레스 해소로도 이어지므로 꼭 시도해보기 바란다!

손톱 마사지

1. 손톱이 시작되는 부분의 양옆을 엄지와 검지로 잡고 주무른다.

2. 손톱 표면을 엄지와 검지로 위아래로 잡고 문지른다.

3. 마지막으로 손가락이 시작되는 부분에서 손가락 끝을 향해 주욱 잡아당긴다.

＊모든 손톱에 2~3회씩 실시한다.
오일이나 크림을 바르고 하면 더욱 효과적이다.

column1
두피와 모발 관리가 고민이라면

윤기 있는 머릿결은 촉촉하고 건강한 두피에서 시작된다!

가는 모발이나 탈모, 비듬, 가려움, 모발의 탄력, 힘없는 머리카락이 고민인 사람은 부지런히 두피 케어를 해주자. 매우 간단하다. 일단 두피를 매일 마사지해준다. 포인트는 두피를 '움직여주는' 것! 열 손가락의 마디로 주물러준다. 바빠서 따로 시간을 낼 수 없다면 샴푸를 하면서 두피 마사지를 같이 해주는 것도 좋다. 건강한 두피와 아름다운 머릿결을 위해서는 매일 샴푸를 하는 것이 좋다.

아침과 저녁에 샴푸를 한 뒤에 조금만 여유를 내어 두피 케어 로션 등을 사용해서 마사지를 해주자. 기분도 좋아지고 두피가 건강해지는 효과도 기대할 수 있다.

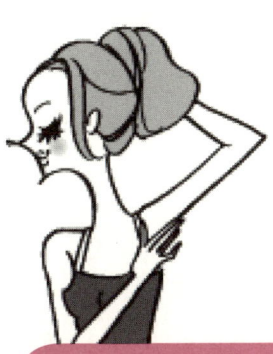

Part 2
더 이상 날씬해질 수 없는 걸까?

다이어트에는 효과적인 시기가 있다!

여성호르몬은 어디에서 오는 걸까?

다이어트에 효과적인 시기가 있다는 걸 알고 있는가? 그 시기는 한 달에 한 번 찾아온다. 그렇다! 바로 생리주기와 관련이 있다. 여기에서는 여성호르몬의 변화와 생리주기와의 관계에 대해 조금 자세하게 설명해보도록 한다.

도대체 여성호르몬은 어디에서 오는 걸까. 1장에서 에스트로겐과 프로게스테론이라는 두 가지 여성호르몬이 난소에서 분비된다고 했는데, 난소에 "호르몬을 내보내!"라고 명령을 내리는 건 뇌의 시상하부라는 곳이다.

뇌의 시상하부는 그 아래에 있는 뇌하수체라는 곳에 명령을 내린다. 그러면 뇌하수체는 난포자극호르몬(FSH)과 황체형성호르몬(LH)이라는 두 가지 성선자극호르몬을 분비한다. 이 두 가지가 난소에 작용해서 에스트로겐과 프로게스테론을 분비시키는 것이다.

이 호르몬의 지령에는 피드백 기능이 있다. 에스트로겐과 프로게스테론의 분비량을 뇌가 지켜보고 있다가 호르몬 양이 너무 적으면 "좀 더 내보내!"라고 지령을 내리고, 양이 너무 많으면 "조금 줄여!"

라고 지령을 내려 조절한다. 배란 시에 난포호르몬(에스트로겐)이 많이 분비되면, 황체형성호르몬이 지령을 내려 조절하기도 한다.

스트레스로 호르몬에 문제가 생기면 이상증상이 발생한다

그런데 여성호르몬의 분비를 조절하는 시상하부와 뇌하수체는 인간의 몸에 중요한 갑상선호르몬, 부신피질호르몬, 성장호르몬 등의 내분비계 호르몬도 조절하고 있다.

이 시상하부와 뇌하수체는 무척 예민해서 뇌가 스트레스를 받으면 시상하부와 뇌하수체의 사령탑에 곧바로 문제가 발생한다. 호르몬의 사령탑이 제대로 작동하지 않으면 여성호르몬 분비에 이상이 생길 뿐 아니라 다른 갑상선호르몬, 부신피질호르몬, 성장호르몬의 균형도 연동으로 깨어지고 만다. 이렇게 되면 큰일이다! 혈액 속에 존재하는 호르몬은 지극히 미량이지만 분비에 이상이 생기면 전신에 여러 가지 이상증상이 나타나고, 몸뿐만 아니라 마음과 피부에도 악영향을 초래한다.

이처럼 호르몬은 상당히 예민하며, 항시 미묘하게 조절을 해가면서 우리 몸에서 기능하고 있는 것이다.

한 달 동안 변화하는 여성호르몬

생리는 '월경'이라고 해서 달의 주기에 비유되곤 하는데, 평균 28일(25~38일)을 주기로 일정한 리듬을 반복하고 있다. 여성에게만 일어

한 달 동안의 여성호르몬의 변화

한 달 동안 여성호르몬의 분비량이 변화함에 따라 컨디션도 달라진다. 에스트로겐의 분비가 풍부하고 저온기에 해당하는 생리 후 2주간이 다이어트에 효과적인 시기다.

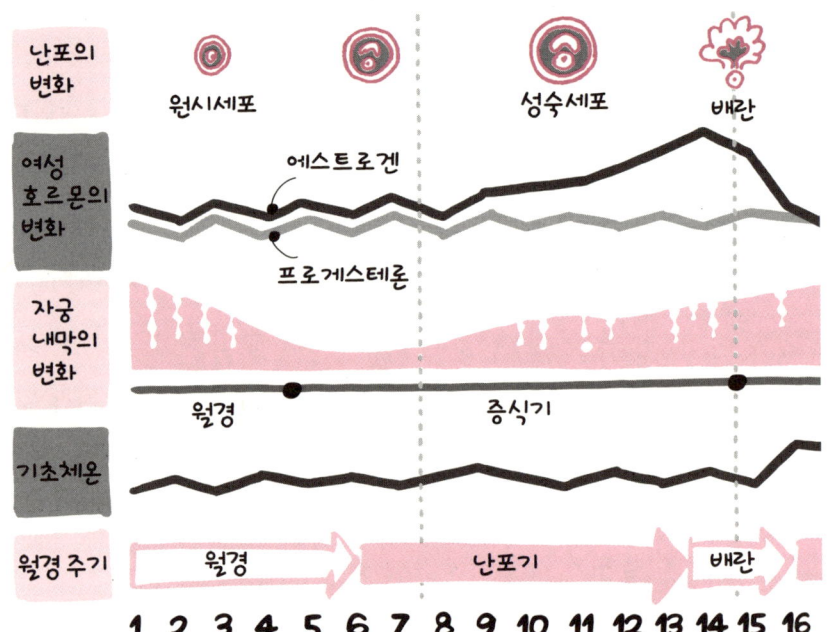

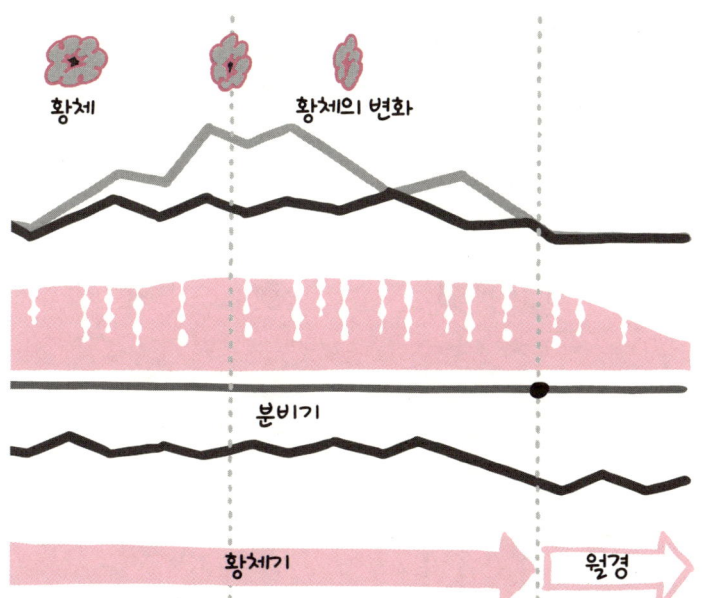

☆ **여성호르몬은 여기서 분비된다!**

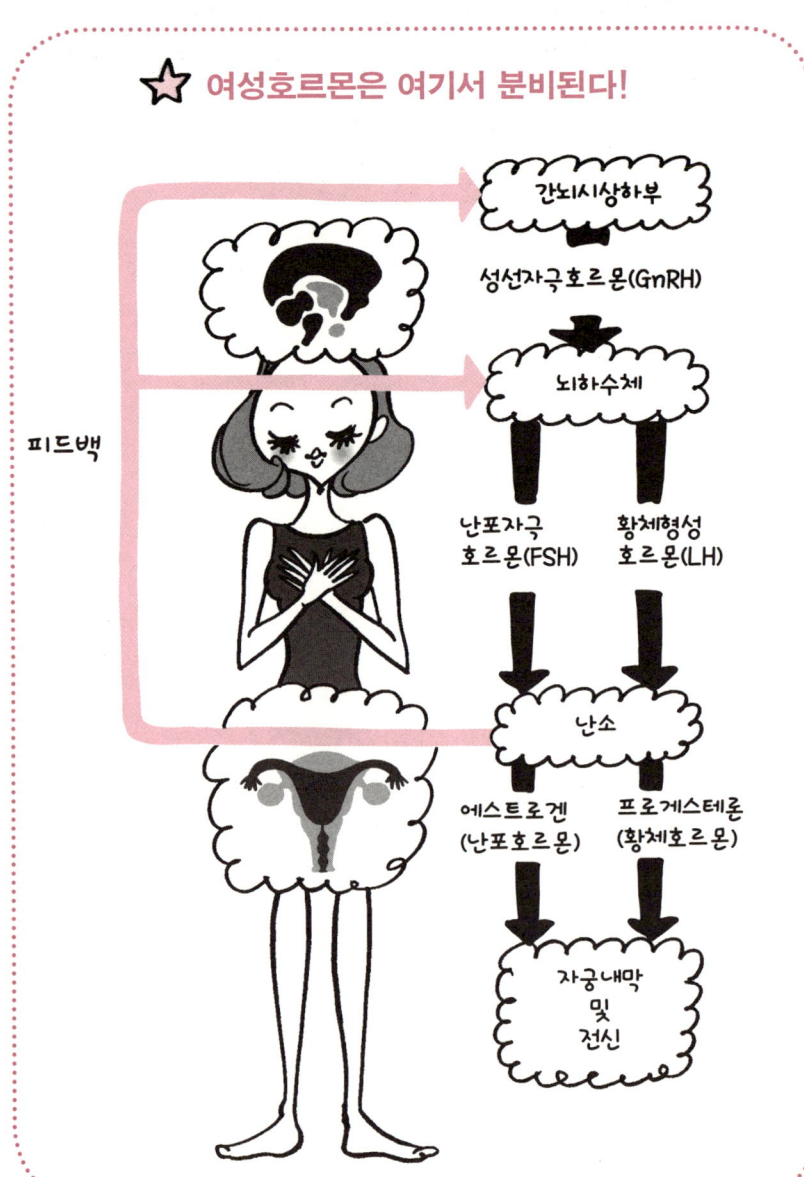

나는 매우 신비로운 생리현상이다.

생리 시작부터 배란까지 난포는 난소에서 열심히 배란을 준비하기 때문에 에스트로겐이 많이 분비된다. 이때의 기초체온은 저온기에 해당한다.

생리가 시작되고 13~15일 정도가 지나면 난자는 톡! 하고 난포를 부수고 밖으로 뛰쳐나온다. 이것을 배란이라고 하는데, 배란 후 남은 껍데기는 '황체'라는 상태가 되어 많은 양의 프로게스테론을 분비한다. 임신이 되지 않으면 황체는 약 2주 전후로 퇴축되고 다음 생리가 시작된다. 배란 후에는 기초체온이 급상승해서 고온기가 되었다가 생리가 시작되면 다시 저온기에 들어간다.

행복기는 몸도 마음도 최상의 시기

이처럼 한 달 동안 에스트로겐과 프로게스테론의 분비량은 크게 변화한다. 14~15페이지에서 소개했던 '생리기', '행복기', '뉴트럴기', 'PMS기'는 한 달을 여성호르몬의 변화 상태에 따라 네 시기로 나눈 것이다.

'생리기'가 되면 에스트로겐과 프로게스테론의 분비가 줄어들지만, 생리가 끝날 쯤부터 배란까지의 '행복기'에는 에스트로겐의 분비가 가장 많아진다. 이 시기는 한 달 중에서 몸도 마음도 최상의 시기이며 피부도 가장 깨끗하다.

그다음으로 찾아오는 '뉴트럴기'는 난소에서 난자가 뛰쳐나온 뒤의 시기다.

그리고 그 뒤에 찾아오는 것이 'PMS기'로, 프로게스테론이 많이 분비되면서 여러 가지 트러블이 발생한다.

이것이 여성호르몬의 한 달 주기다. 이 여성호르몬의 주기를 이해하면 미녀가 되는 티켓을 손에 넣은 것과 다름없다. 컨디션이 좋지 않은 것 같다면 우선 자신의 생리주기가 지금 어느 시기인지부터 체크해보기 바란다. 또, 중요한 스케줄을 짤 때는 일단 이번 달의 행복기가 언제인지부터 확인하자. 최고의 컨디션으로 성공적으로 자신을 어필할 수 있을 것이다.

생리 후 2주간이 찬스!

다이어트에 효과적인 시기는 생리가 끝난 날부터 약 2주간이다. 배란 전후 일주일씩이라고 하는 편이 정확할지도 모르겠다.

생리 후부터 배란 사이에는 여성호르몬인 에스트로겐의 분비가 늘기 때문에 몸이 가볍고 대사도 원활해진다. 불필요한 노폐물을 몸에서 제거하려고 하기 때문에 탄력 있는 몸을 만들기 쉬운 때다.

대사가 원활해지면 당연히 지방과 탄수화물(당질)의 소비도 활발해진다. 지방이나 탄수화물을 연소하기 위해서는 착화재인 비타민과 미네랄을 효과적으로 섭취하고(특히 지질과 당질을 태우는 착화재인 비타민 B는 필수 항목!) 적당히 운동을 하는 것이 중요하다.

또, 배란 전후에는 수분과 노폐물의 배출도 원활해진다. 부종에서도 해방되기 때문에 체중이 줄어드는 것을 실감할 수 있고, 다이어트의 성과가 눈에 보여서 의욕도 생긴다!

　운동이 처음인 사람은 가벼운 유산소운동부터 시작하자. 하루 30분씩 걷기 운동을 하면 효과가 좋다. 10분씩 3회에 나누어서 해도 괜찮다. 매일 꾸준히 하면 상당히 좋은 효과를 얻을 수 있을 것이다. 운동 중에 수분 보충을 하는 것도 잊지 말자.

　그러나 무리한 다이어트는 금물이다. 몸에는 물론이고 마음과 피부에도 좋지 않다. 골다공증의 원인이 되기도 한다.

　여성은 체지방이 12% 미만이 되면 생리가 멈추거나 내장이나 뇌의 기능이 떨어진다고 한다. 건강한 아름다움을 유지하기 위해서도 건강을 해치지 않는 다이어트를 하도록 유의하자.

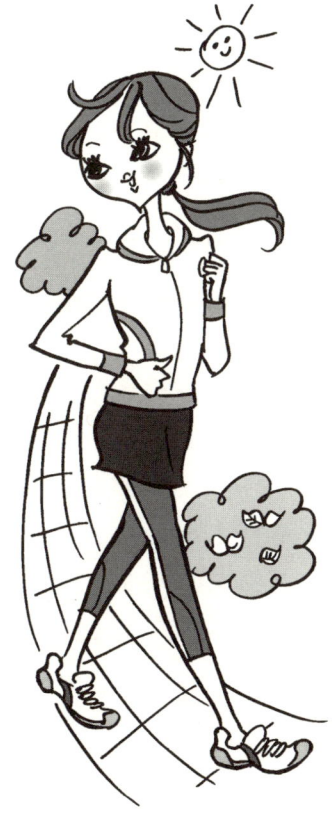

다이어트를 해도 살이 빠지지 않는다

생리 전과 생리 중일 때의 다이어트는 헛수고!

다이어트를 할 때는 생리하기 전부터 생리하는 동안의 기간을 어떻게 보내는지도 중요하다. 이 시기에는 트러블도 많이 생기고 컨디션도 나빠지기 쉽다.

고온기(기초체온이 높은 시기)에는 프로게스테론의 분비가 늘어나서 붓기 쉽고 체중도 쉽게 증가한다. 또, 정신적으로도 불안정하기 때문에 다이어트에는 적합하지 않다.

다이어트를 해도 이 시기에는 원하는 성과를 기대하기 어렵다. 짜증이 나거나 기분이 가라앉기 쉬우므로 다이어트는 잠시 멈추고, 몸과 마음을 편안하게 쉬게 하는 것이 상책이다.

냉증은 다이어트의 적이다

이외에도 다이어트에 실패하는 원인은 여러 가지가 있다. 혹시 몸이 차갑지는 않은가?

최근 들어 냉증을 자각하는 여성이 늘고 있지만, 여전히 자각하지 못하는 사람도 상당수다.

몸이 차가우면 혈액순환이 나빠지고 대사가 원활하게 이루어지지 못하기 때문에 쉽게 살이 찌고 잘 빠지지 않는 체질이 된다. 게다가 혈행이 나쁘면 림프의 순환이 정체되거나 난소 기능이 저하되기 쉽고, 호르몬의 균형이 무너져서 트러블도 자주 생기게 된다.

이걸 막기 위한 방법으로 우선 입욕이 있다. 여름에는 덥다고 샤워만 하는 경우가 많은데 이는 옳지 않다. 스스로가 깨닫지 못해도 우리 몸속은 냉해져 있다. 우리 몸을 위해 욕조에 들어가 몸을 따뜻하게 해주는 것은 매우 중요한 일이다. 입욕은 대사 증진으로도 이어지므로 다이어트를 생각한다면 매일 욕조에 몸을 담가 몸을 따뜻하게 해주자.

식사 시에는 찬 음식을 너무 많이 먹지 않도록 주의하자. 여름에는 나도 모르게 찬 음료나 아이스크림에 손이 가지만, 이는 금물이다. 위장 기능이 약해져서 장 속 세균의 균형이 무너지면, 소화 흡수 능력이 떨어지고 대사 기능이 급격하게 저하된다. 뿐만 아니라 디톡스 기능도 저하된다. 여름에도 가능한 한 상온이나 따뜻한 음식을 섭취하도록 하자.

연소가 잘되는 몸을 만드는 콩

살이 잘 찌지 않는 몸을 만들기 위해서는 '질 좋은 단백질'을 섭취해야 한다.

단백질을 섭취하지 않으면 근육이 빠지고, 나이가 젊어도 몸이 무겁고 차가워진다.

그러면 '질 좋은 단백질'이란 무엇일까? 단백질 하면 고기가 가장 먼저 떠오를 것이다. 그러나 동물성 단백질은 지방이 신경 쓰이므로, 식물성 단백질인 콩류나 곡물류를 추천한다. 대두, 강낭콩, 렌즈콩, 견과류, 호박씨 그리고 콩 제품인 두부와 낫토 등이 있다.

일반 여성에게 하루에 필요한 단백질은 50~60g이다. 낫토 얹은 밥에 두부를 넣은 된장국을 먹으면 약 10g의 단백질을 섭취할 수 있다. 전립분으로 만든 롤빵에 콩 햄버거와 아보카도를 먹으면 약 20g의 단백질을 섭취할 수 있다. 여기에 샐러드나 따뜻한 채소를 곁들이면 훌륭한 아침식사나 점심식사가 된다.

지방과 당질을 태우는 착화재인 비타민 B군도 다이어트에서 빼놓을 수 없다.

낫토, 꼬투리 콩, 완두콩, 누에콩에는 양질의 단백질과 함께 비타민 B군도 많이 함유되어 있다. 콩 햄버거나 콩 수프, 콩 샐러드, 콩 카레 등 콩을 이용한 메뉴에 도전해보자.

그리고 또 하나 중요한 것은 질 좋은 단백질과 비타민 B군은 아침과 점심에 먹는 것이 좋다는 점이다. 활동을 많이 하는 시간대에 이들 영양소를 섭취하면 연소가 잘된다.

부종으로 체중이 늘었거나, 아침에 일어나면 얼굴이 부어 있다

혹시 PMS 시기?

'아침에 일어나서 거울을 봤더니, 얼굴이 통통 부어 있어!'

'저녁이 되면 다리가 부어서 신발이 들어가지 않아!'

여성이라면 이런 부종을 경험한 사람이 적지 않을 것이다.

이럴 때 한번 체크해보자. 생리가 시작되기 전인 PMS 시기인 건 아닌가? 생리 전에는 여성호르몬의 변동으로 붓기 쉬우며, 심한 경우 체중이 2~3kg까지 느는 사람도 있다. 하지만 이 부종은 생리가 시작되면 해소된다.

저녁에 발이 붓는 것은 걱정하지 않아도 되지만, 'PMS기'가 아닌데도 아침부터 얼굴이 붓거나 다리가 땡땡하게 붓는 것은 과식이나 과음이 원인이거나, 혹은 심장이나 신장이 나쁠 가능성도 있으므로 주의해야 한다. 부종은 피로로 인해 컨디션이 나빠지면 가장 먼저 나타나는 몸의 SOS신호다.

난소를 따뜻하게 해서 대사를 증진시키자!

여성호르몬의 저하로 인해 동반되는 대사 저하가 부종의 원인인 경우도 있다. 나이를 먹으면 신진대사는 조금씩 나빠지고 근력과 난소의 기능도 떨어진다. 그럼에도 불구하고 충분히 운동을 하지 않으면, 체내 수분이 제대로 순환되지 않아서 불필요한 곳에 많은 양의 수분이 정체되게 된다. 세포 내에 물이 충분하면 피부는 탄력 있고 반짝반짝 윤이 난다. 그러나 부어 있을 때는 세포 밖에 물이 많고, 세포 안에는 필요한 수분이 부족하기 때문에 피부는 탈수증상을 일으키고 건조해진다.

이와 같은 부종을 개선하기 위해서는 대사와 호르몬의 기능을 활발하게 해주어야 한다. 그를 위해서는 우선은 난소가 있는 배를 차갑게 하지 않는 것이 중요하다. 식생활에서는 난소를 따뜻하게 해주는 단백질과 비타민 C를 충분히 섭취하도록 하자.

권장 단백질은 역시 콩으로 섭취한다. 너무 많이 먹지만 않으면 달걀이나 닭고기 등도 질 좋은 단백질원이다. 또, 아세롤라 주스에는 비타민 C가 풍부해서 반 잔만 마시면 하루 필요량을 섭취할 수 있다. 그 외 과일 중에는 딸기, 키위, 감, 채소로는 브로콜리, 적피망, 유채꽃에 비타민 C가 풍부하다.

그리고 가능한 한 불에 익힌 따뜻한 음식을 많이 먹도록 하자. 몸이 차다고 느껴질 때는 홍차나 된장국에 생강즙을 넣어 마시면 몸속부터 따뜻해지는 즉효성이 있다.

또, 붓기 쉬운 PMS 시기에는 초콜릿 등의 단 음식은 가능한 한 자제하자. 아무리 노력해도 단게 먹고 싶을 때는 짜증을 완화시키는 칼슘이 함유된 요구르트나 말린 과일, 과일, 고구마나 호박 등을 먹도록 하자.

　염분도 너무 많이 섭취하지 않도록 주의하자. 향신료나 허브, 식초나 레몬을 잘 활용하면 염분을 줄여도 맛있게 먹을 수 있다.

수분을 잘 배출하는 방법

수분을 몸 밖으로 배출하는 이뇨작용이 있는 차도 추천한다. 회향풀(펜넬)과 세이지(샐비어)가 이뇨작용이 뛰어나다. 그 외에도 울금, 생강 등이 좋으며, 로즈힙은 이뇨작용과 비타민 보급에 최적이다.

　아로마 오일(정유) 중에서는 로즈메리, 주니퍼, 사이프러스, 제라늄 등이 이뇨작용이 뛰어나다. 아로마 오일을 이용해 팔다리의 혈액이 심장으로 돌아갈 수 있게 천천히 마사지를 해주자.

　불필요한 수분을 배출하기 위해서는 땀을 빼는 것도 중요하다. 가장 손쉽게 할 수 있는 것은 입욕이다. 수분을 섭취하면서 평상시보다 길게 반신욕을 해서 몸의 긴장을 풀어주고, 신경을 쉬게 하면서 천천히 땀을 빼자.

　그리고 붓기 쉬운 사람일수록 운동을 생활화하는 것이 좋다. 특별히 추천하는 것은 심호흡이다. 흉부는 근육이 커서 호흡기를 잘 사용하면 호흡도 운동이 된다. 또, 심호흡은 자율신경에 영향을 주어 혈행 개선에도 도움이 된다.

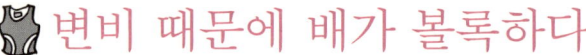 변비 때문에 배가 볼록하다

변비는 몸 전체에 나쁜 영향을 준다

그냥 내버려두면 화장실을 일주일에 한두 번밖에 가지 못해…….

　화장실을 잘 가지 못하면 몸이 무겁고 쉽게 피곤해진다. 장 기능은 여성호르몬과 상당히 밀접하게 관련되어 있기 때문이다.

　배란에서 생리까지의 기간에는 프로게스테론의 분비가 늘면서 장의 연동운동이 둔해지고 장관근육이 약해져서 변비에 걸리기 쉬워진다. 임신을 하면 변비에 잘 걸리는 것도 임신 기간 중에는 프로게스테론의 분비량이 많아지기 때문이다.

　그 후 생리가 시작되고 에스트로겐의 분비량이 늘어나면 장운동도 정상으로 돌아온다. 생리통이 있는 사람은 배의 통증 때문에 장이 자극을 받아서 반대로 설사를 일으키는 경우도 있다.

아름다움과 건강을 위해 변비를 확실하게 해결하자!

변비는 장의 움직임이 둔해졌다는 증거다. 장 기능이 나빠지면 피부 미용에서 중요한 비타민과 미네랄이 잘 흡수되지 않는다. 또, 살이 찌는 것은 물론, 피부 트러블의 원인이 되기도 한다. 스타일을 유지하고 깨끗한 피부를 갖기 위해서는 장 관리를 잘해주어야 한다.

　먼저 아침식사가 있다. 아침식사 시에 수분과 식물섬유가 풍부한 음식을 적당량(너무 적으면 장이 움직이지 않는다) 먹어주면 변비는 상당히 해소된다.

추천하는 식재료는 식물섬유가 풍부한 콩류, 버섯, 해조, 우엉 등이다. 발효식품도 좋다. 요구르트나 치즈도 좋지만 동물성 지방이 신경 쓰이면 낫토나 된장 등의 식물성 음식을 먹도록 하자.

또 하나, 복근도 변비를 해소해준다.

여성에게 변비가 많은 이유 중 하나는 복근이 적은 사람이 많아서다. 복근이 생기면 놀라울 정도로 배변활동이 좋아진다. 그리고 스타일을 살리고 아름다운 피부를 얻기 위함이라 생각하고, 아침에 여유 있게 화장실 타임을 갖는 것도 중요하다.

변비 개선에 효과적인 허브티와 한약

독소를 제거하고, 변을 부드럽게 하는 작용을 하는 허브티도 많다. 마로우, 장미, 페퍼민트, 캐모마일, 펜넬, 진저 등이 있으며, 로즈힙도 비타민 C가 풍부해서 좋다.

아로마 마사지도 효과가 있다. 마조람, 진저, 로즈메리 외에 조금 비싸지만 장미 아로마 오일(정유)을 이용해 배에 조금 압력을 가하면서 시계 방향으로 천천히 마사지를 해준다.

또, 배변에는 한방약도 효과가 좋다. 의사에게 상담을 받고 자신의 체질에 맞는 한방약을 처방받자.

변비 해소 운동

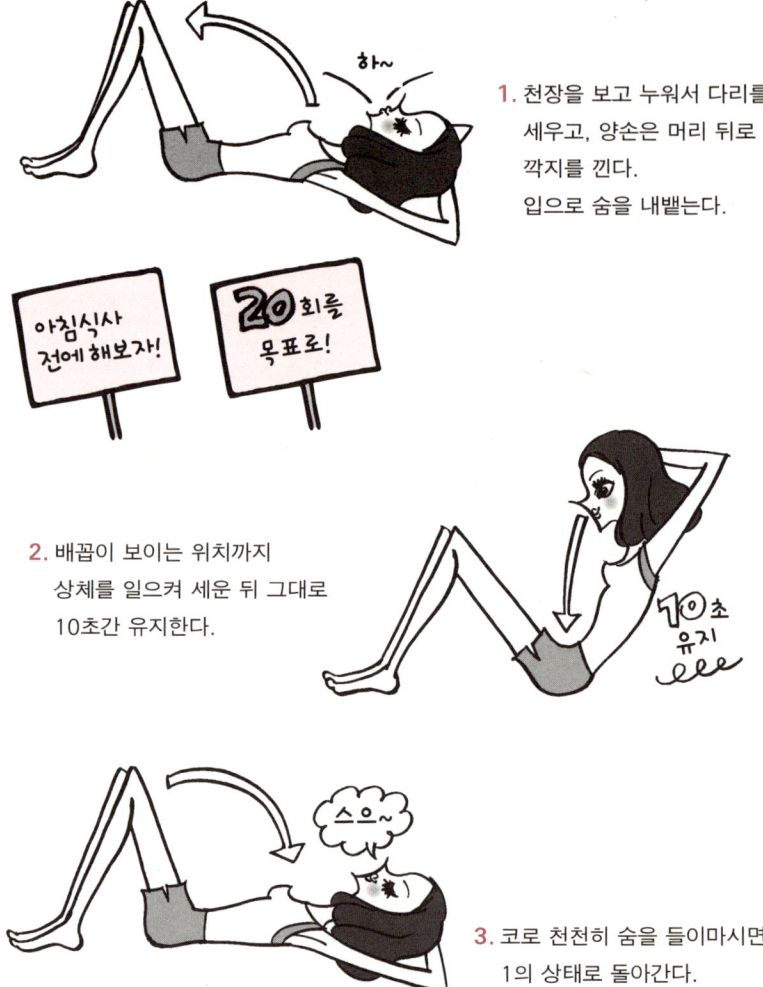

1. 천장을 보고 누워서 다리를 세우고, 양손은 머리 뒤로 깍지를 낀다. 입으로 숨을 내뱉는다.

2. 배꼽이 보이는 위치까지 상체를 일으켜 세운 뒤 그대로 10초간 유지한다.

3. 코로 천천히 숨을 들이마시면서 1의 상태로 돌아간다.

운동을 해도 체중이 줄지 않는다

조급한 마음은 금물!

'매일 30분씩 걷기 등의 유산소운동을 하고 있는데 체중이 줄지 않아요.'

이런 상담을 자주 받곤 하는데, 걷기 등의 유산소운동의 성과가 체중으로 나타나기 시작하는 것은 1~2개월이 지나고 나서다. 또, 요요현상이 없는 감량 기준은 1개월 1.5kg 이하다. 조급하게 빨리 빼려고 해서는 안 된다.

체중을 잴 때는 체지방률도 함께 측정해보기 바란다. 2~30대 여성이라면 21~27%, 4~50대라면 22~28%가 표준이다. 만약 다이어트를 하고 있고 체지방이 줄었는데도 체중에는 변함이 없다면 근육량이 늘면서 연소되기 쉬운 몸이 되어가고 있다는 증거다. 그대로 계속 유지하면 스타일은 살고 살이 잘 찌지 않는 체질이 된다.

아침식사와 점심식사를 바꾸어본다

그래도 살이 빠지지 않는다면, 우선 식사를 점검해보자. 연소되는 식품(단백질 등)과 착화재(비타민, 미네랄 등)를 충분히 섭취하고 있는가? 바쁘다고 아침은 빵과 커피, 점심은 면류처럼 한쪽으로 치우친 식사를 하고 있진 않은가?

운동을 하기 전에 확실하게 영양 보충을 하지 않으면 우리 몸은 기초대사를 낮추기 때문에 에너지를 사용하지 않는 '에너지 절약 체질'이 되고 만다. 즉 살이 잘 빠지지 않는 몸이 되는 것이다. 에너지 절약 체질은 특히 40대 이상, 호르몬 분비가 저하되는 연령대가 되면 진행되기 시작한다. 40대 후반이 되면 대사가 현저히 떨어지면서 꾸준히 체중이 증가하는 중년 비만이 진행되는 것이다.

또, 아침식사나 점심식사의 영양이 부족한 상태에서 운동을 해도 에너지는 잘 타지 않는다. 영양 부족 상태에서 운동을 하면 태우고 싶은 지질이나 당질은 타지 않고 중요한 근육이 탈 수도 있다.

아침식사와 점심식사는 비타민 B군과 단백질이 풍부한 메뉴로 바꾸어보자. 시간이 없을 때는 간단하게 먹을 수 있는 연어나 명란젓 삼각김밥 등도 좋다. 밥은 현미밥이라면 더욱 좋다.

대사 증진을 위한 림프 마사지

대사가 나빠져서 살이 빠지지 않는 경우도 있다. 여성호르몬의 균형이 무너지면 대사가 저하된다. 몸이 차가워지는 겨울에 살이 찌기 쉬운 것도 이 때문이다.

겨울에 살이 찌는 것을 예방하기 위해 대사를 높이려면 림프 마사지가 좋다. 림프 순환이 활발해지면 수분과 지방의 흐름도 원활해져서 체내의 노폐물이 배출된다. 림프 마사지는 림프의 흐름에 따라 몸 끝에서 중심을 향해 하는 것이 요령이다.

대사를 높여주는 림프 마사지

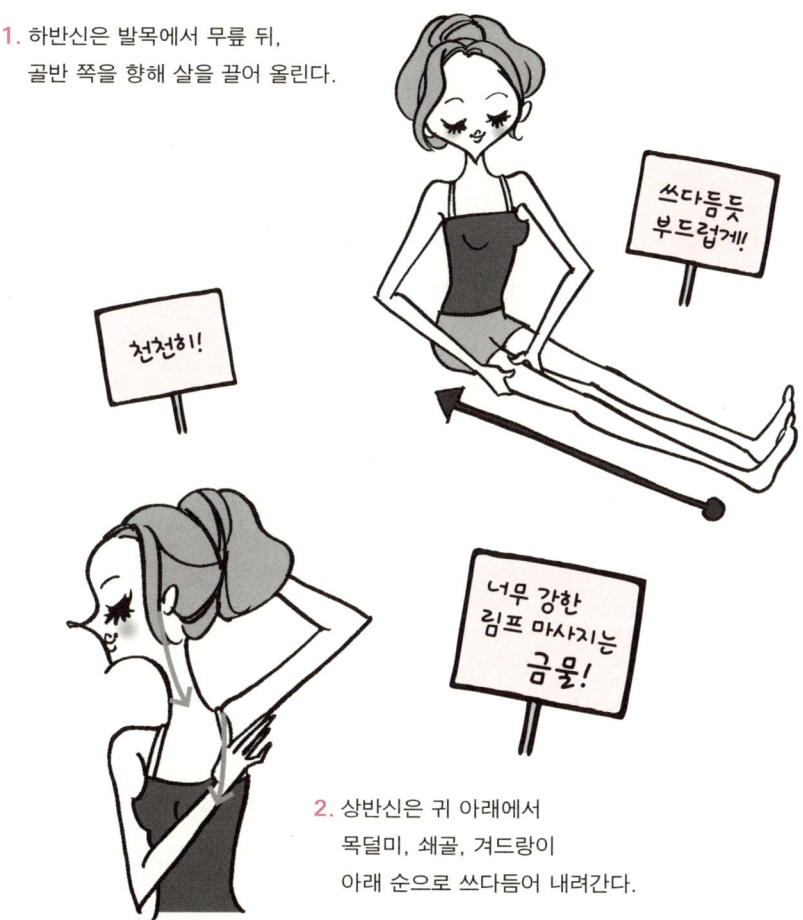

1. 하반신은 발목에서 무릎 뒤, 골반 쪽을 향해 살을 끌어 올린다.

2. 상반신은 귀 아래에서 목덜미, 쇄골, 겨드랑이 아래 순으로 쓰다듬어 내려간다.

❗ 림프 마사지는 식후 두 시간 이내나 음주 후, 컨디션이 좋지 않을 때는 피한다.

먹는 양은 똑같은데 금세 체중이 증가한다

PMS기? 아니면……?

'최근 들어 살찐 것 같아'라고 고민하는 사람이 많을 것이다.

식욕 중추는 뇌 호르몬의 사령탑에 있다. 여성호르몬이 저하되면 정신 상태도 변화하고, 대사도 변화한다.

프로게스테론이 많이 분비되는 'PMS기'는 수분대사가 떨어지기 쉽기 때문에 붓거나 변비에 걸리거나, 정신적으로도 불안정해져서 짜증이 나고 과식을 하기 쉬운 시기다. 또, 40대가 넘으면 여성호르몬의 기능과 신진대사가 점차 저하된다. 나쁜 콜레스테롤(LDL 콜레스테롤)이 쌓이기 쉬워지면서, 이제까지와 같은 생활을 하면 쉽게 체중이 느는 것이다.

몸을 편히 쉬게 해주자

스트레스나 짜증, 피로는 마음의 균형을 무너뜨린다.

스트레스를 받으면 '코르티솔'이라는 스트레스 호르몬이 늘어난다. 이 호르몬은 여성호르몬보다 우위에 있어서 스트레스를 받으면 여성호르몬의 분비가 저하된다. 스트레스를 슬기롭게 해소하면 여성호르몬의 균형을 유지하면서 신진대사도 떨어뜨리지 않을 수 있다.

갑상선 질환에 주의하자!

여성은 남성보다 자기면역 이상으로 인한 질환이 많고, 갑상선 질환(자기면역 이상 중 하나) 때문에 살이 잘 찌는 경우도 있다. 냉증, 피부 건조, 변비, 의욕 저하 등의 증상이 나타나며, 많이 먹지 않아도 살이 찌는 사람은 갑상선 기능저하증에 의한 하시모토병일 가능성이 있다. 반대로 땀을 자주 흘리고 손이 떨리고, 금세 피로해지고 짜증 등의 증상이 있으면서 살이 빠진다면 갑상선 기능항진증에 의한 바제도병일 수도 있다. 또, 양쪽 증상이 번갈아 나타나는 아급성 갑상선염도 있다. 병이 의심되는 증세가 있다면 병원에 가서 진찰을 받도록 하자.

스트레스로 살이 찌는 것을 막는 '짜증 방지식'

스트레스 해소와 짜증을 방지하기 위해 질 좋은 단백질과 비타민 B군, 비타민 E를 충분히 섭취하고 균형 있는 식사를 하자.

단백질은 콩과 생선 등으로 섭취하는 것이 좋다. 고기가 먹고 싶을 때는 닭 가슴살이나 껍질과 지방을 제거한 닭고기, 기름기를 제거한 돼지고기를 먹도록 하자.

무엇보다 추천하는 것은 현미다. 현미나 발아현미에는 에너지 연소를 돕는 비타민 E군이 풍부하게 함유되어 있다. 또, 체내를 깨끗하게 해주는 γ-오리자놀(감마오리자놀)이나 항지방간 비타민(지질의 대사를 좋게 하고 지방간을 예방)인 이노시톨도 풍부하다. 게다가 변비를 예방하는 식물섬유도 풍부하다. 천천히 먹고 천천히 체내에 흡수시켜서 기분을 안정시켜주자.

'미의 비타민'이라고 불리는 비타민 E는 안티에이징 작용을 하는 항산화 물질 중 하나로 유명하다. 그리고 이 비타민 E에는 호르몬의 균형을 잡아주는 능력도 있어서 짜증이 나거나 기분이 가라앉을 때도 좋다. 무청, 적피망, 호박, 아귀 간, 대구 알, 장어, 은어, 아몬드 등에 많이 함유되어 있다.

'부교감신경'을 우위로 올려주는 다이어트 차와 영양제

교감신경이 우위에 있으면 식욕에 이상이 생긴다. 반대로 부교감신경이 우위에 있으면 마음이 편안하고 식욕도 정상적인 상태가 된다.

살이 찌기 쉬운 사람에게는 부교감신경을 우위로 올려서 짜증을 잠재워주는 허브티, 발레리안(쥐오줌풀), 패션플라워 차가 좋다. 또, 호르몬 대사를 안정시키는 아티초크나 밀크시슬 등의 엉겅퀴계 영양제나 울금, 홉, 장미 등의 영양제도 좋다.

하체 비만, 해결하고 싶다!

볼록 나온 뱃살 빼기 운동

여성호르몬이 저하되면 조금만 방심해도 배에 지방이 붙기 때문에 주의해야 한다. 가을에서 겨울 사이는 특히 위험하다! 옷으로 배를 감출 수 있어서 위기감을 느끼지 못하기 때문이다.

볼록 나온 뱃살을 빼기 위한 방법으로 가장 추천하는 것은 하복부(배꼽 아래)의 복근을 만드는 것이다.

그러나 복근운동은 힘들어서 금세 포기하기 쉬운 운동이기도 하다. 그래서 쉽게 하복부 복근을 만드는 방법을 소개한다.

'시코후미'로 하반신 살 빼기 운동

실은 하반신 비만으로 고민하는 사람의 대부분은 고관절이 단단하게 굳어 있다.

천장을 보고 누운 뒤, 다리를 접어 양손으로 감싸 쥐어보자.
허벅지 앞쪽의 가랑이가 뭉쳐 있는 느낌이 들지 않는가?
허벅지를 배에 닿게 하는 것이 힘들지 않는가?
이것이 고관절이 굳어 있다는 증거다.
고관절이 부드러워지면 뭉친 서혜부(아랫배와 허벅지가 만나는 양쪽 부분)가 풀어지면서 하반신의 혈류가 좋아진다.

볼록 나온 뱃살 빼기 운동

1. 천장을 보고 누운 뒤 양다리를 모아서 똑바로 위로 뻗고, 항문과 질 주변의 근육을 꽉 조인다.

2. 양다리를 모은 채, 큰 원을 그리듯이 천천히 돌린다. 들이마시고, 내뱉고 천천히 호흡하면서.

3. 좀 더 강도를 높이고 싶은 경우에는 하복부에 힘을 꽉 주고 돌린다. 그러면 복근이 더욱 단련된다.

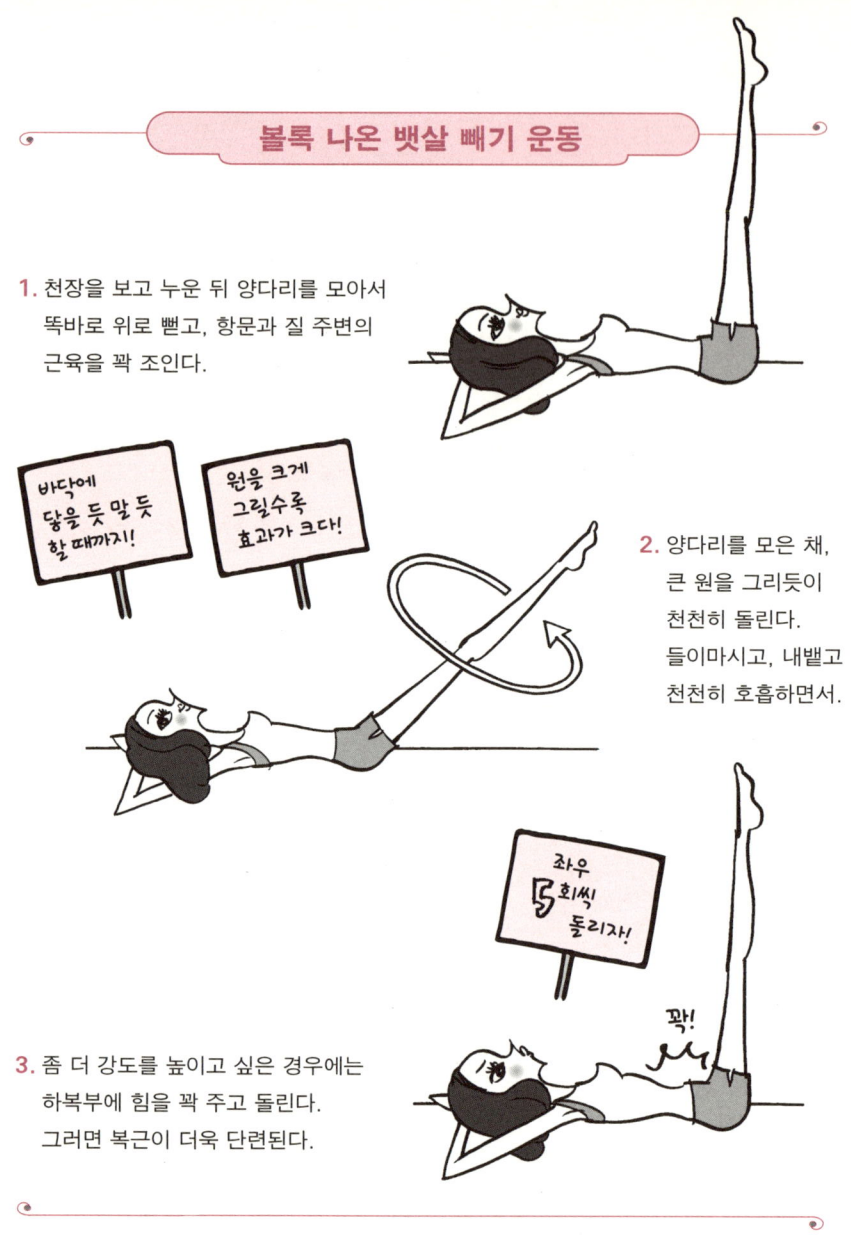

바닥에 닿을 듯 말 듯 할 때까지!

원을 크게 그릴수록 효과가 크다!

좌우 5회씩 돌리자!

꽉!

❗ 허리가 아픈 경우에는 무리하지 말자.

고민스러운 하반신의 군살도 빠지고, 부종도 해소된다.

고관절의 유연성을 높이는 방법은 의외로 간단하다. 바로 일본의 스모선수가 자주 하는 시코후미(양쪽 다리를 벌리고 손으로 무릎을 누르며 교대로 양쪽 다리를 크게 올렸다가 땅을 힘차게 구르는 스모 동작) 자세를 취하는 것이다.

포인트는 골반! 골반이 뒤로 빠져 허리가 구부러지지 않도록 주의하면서 복근에 힘을 주고 골반을 세운다.

날씬한 허리와 다리를 갖고 싶다!

날씬한 허리를 위해서는 보온이 중요하다

날씬한 허리를 만들려면 여성호르몬이 균형 있게 분비되어야 한다.

그를 위해서는 우선은 몸을 차게 해서는 안 된다. 특히 자궁과 난소 등이 있는 골반 주변을 항상 따뜻하게 해야 한다. 날씬한 허리를 갖고 싶다면 항상 배 주변을 차게 하지 않는 옷을 입거나, 여름에도 매일 욕조에 들어가 몸을 따뜻하게 해주어야 한다.

여기에서는 난소 기능을 활발하게 하고, 허리의 군살을 빼는 데도 좋고, 변비 해소에도 효과가 뛰어난 '골반 데우기 운동'을 소개한다.

고관절을 부드럽게 하는 운동

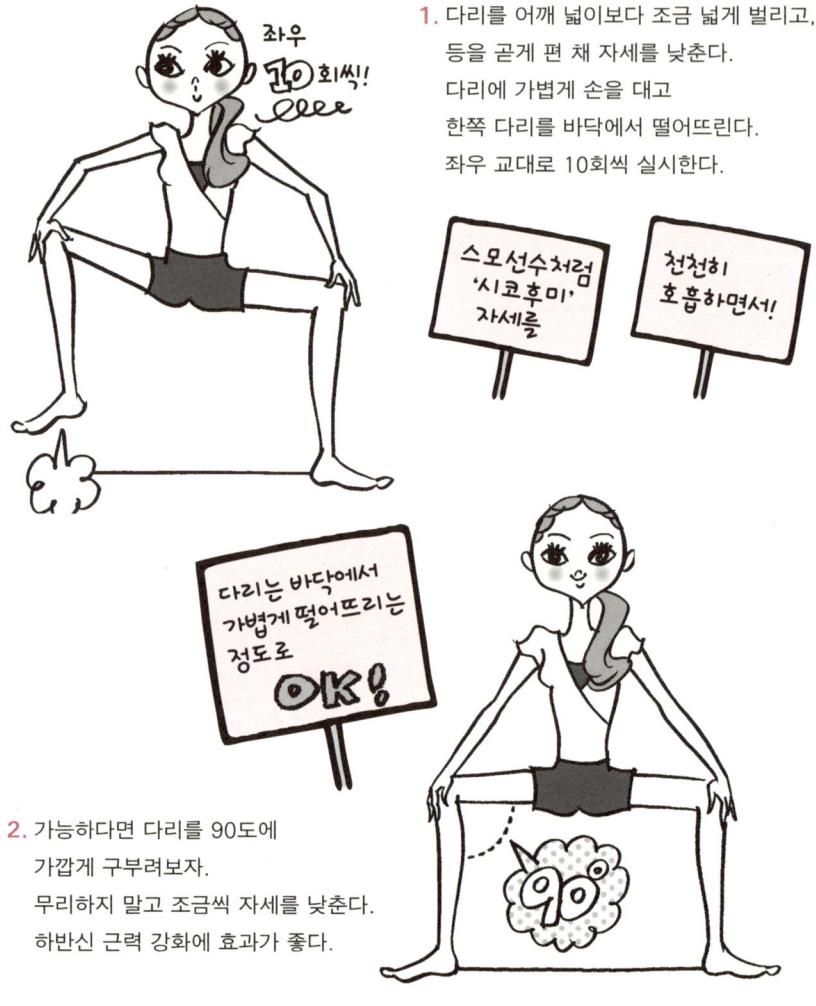

1. 다리를 어깨 넓이보다 조금 넓게 벌리고, 등을 곧게 편 채 자세를 낮춘다. 다리에 가볍게 손을 대고 한쪽 다리를 바닥에서 떨어뜨린다. 좌우 교대로 10회씩 실시한다.

2. 가능하다면 다리를 90도에 가깝게 구부려보자. 무리하지 말고 조금씩 자세를 낮춘다. 하반신 근력 강화에 효과가 좋다.

발목 돌리기로 다리 군살 빼기!

이번에는 집에서 간단하게 할 수 있는 다리 군살 빼기 방법을 소개한다. 먼저 바닥에 앉아 다리를 쭉 뻗은 상태에서 몸을 앞으로 숙여본다. 이 단계에서 손이 어디까지 닿는지를 확인해두자.

그리고 우선 오른쪽 발목을 돌린다. 가능한 한 크게 빙글빙글 10회 돌려준다. 끝나면 왼쪽 발도 마찬가지로 10회 천천히 정성스럽게 돌려준다. 자, 바닥에 앉아서 다시 한 번 몸을 앞으로 숙여보자.

어떤가? 발목을 돌리기 전보다 몸을 숙이는 것이 편안해지지 않았는가? 이것은 말단에 쌓여 있던 노폐물이 제거되면서 혈행이 좋아지고, 근육이 유연해졌다는 증거다. 이 발목 돌리기는 가능하면 매일 아침 일어났을 때와 밤에 목욕한 뒤에 하루 두 번씩 해보기 바란다. 꾸준히 하면 다리도 잘 붓지 않고 발목도 얇아진다.

발톱 광내기로 냉증을 해소하고, 다리미인이 되자!

발끝이 차가우면 하반신 근육이 단단해져서 혈류도 나빠지고 쉽게 붓는다. 다리 끝의 냉증을 해소하는 간단한 방법을 소개한다.

바로 '발톱 광내기'다.

골반 데우기 운동

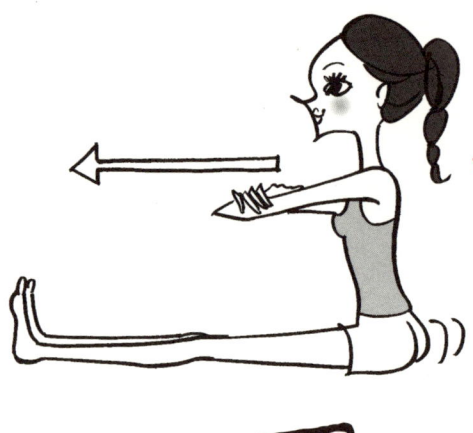

1. 앉아서 다리를 뻗고 팔짱을 낀다. 이 상태에서 앞으로 전진한다. 가능한 한 골반을 세우도록 의식하면서!

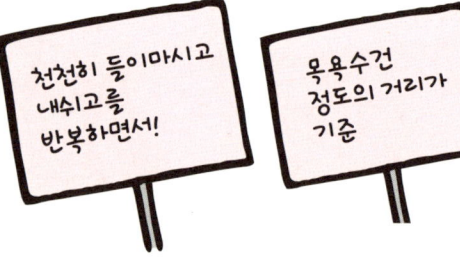

천천히 들이마시고 내쉬고를 반복하면서!

목욕수건 정도의 거리가 기준

2. 이번에는 같은 동작으로 뒤로 돌아온다. 어디까지나 좌우 골반을 움직여서 후진할 것. 이 동작을 3회 반복한다.

다리 미인을 만드는 '발톱 광내기'

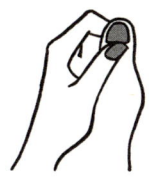 1. 발톱이 시작되는 부분을 손가락으로 잡고 10회 문지른다.

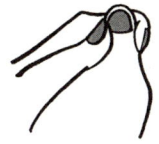 2. 발톱을 좌우에서 꽉 잡고, 누르듯이 문지른다.

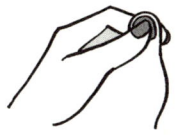 3. 발톱을 위아래로 잡고 힘을 주어 꾹 누른다.

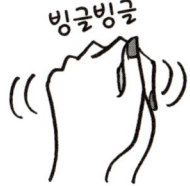 4. 발가락을 손으로 잡고 2~3회 돌린다. 반대 방향도 마찬가지로.

발톱을 자극해주면 발끝의 모세혈관까지 혈액이 돌게 된다. 하반신 근육이 유연해지는 효과도 기대할 수 있다. 다리미인이 되고 싶다면 '발톱 광내기'를 꾸준히 해보기 바란다.

column2 잘 챙겨 먹고 싶은 사람을 위해

식물섬유의 힘으로 당질을 물리치자!

단것이나 과일, 감자류, 탄수화물을 좋아하는 사람에게 당질은 다이어트의 최대의 적이다. 당질에 대한 고민을 해결할 수 있는 좋은 방법을 소개한다.

중요한 건 먹는 순서다. 식사를 할 때는 우선 식물섬유를 먹고 당질은 제일 마지막에 먹도록 한다. 예를 들면 채소류, 콩류, 해조류, 곤약 등의 식물섬유를 먼저 먹고, 그 후에 고기나 생선, 달걀 등의 단백질, 그리고 마지막으로 당질인 밥과 면, 빵 등을 먹는 것이다. 식물섬유를 먼저 섭취하면 당질의 흡수가 억제되어 편안하게 다이어트를 할 수 있다.

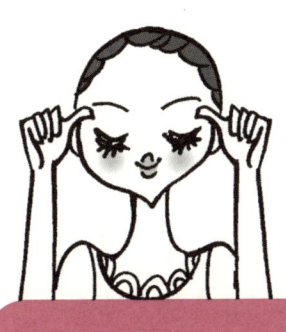

Part 3
최근 들어 몸이 자주 피로하다면

여성호르몬을 알면 몸의 이상증상을 가뿐히 해결할 수 있다

몸의 이상증상을 해소하는 포인트는 'PMS기'

생리주기는 개인차도 있고 생활이나 환경 등에 좌우되는 경우도 많다. 하지만 생리를 하는 여성이라면 누구에게나 '생리기', '행복기', '뉴트럴기', 'PMS기' 이 네 시기가 반복된다.

한 달 동안 여성의 몸이 이렇게 변화하다니, 어쩐지 스스로가 신비롭게 느껴지지 않는가. 변화의 특징을 알면 나를 대하는 방법, 나아가서는 남을 대하는 법이 훨씬 즐거워지고 편안해진다.

네 시기 중에 이상증상이 가장 많이 나타나는 건 PMS기. 즉 생리기 전이다. 컨디션이 좋지 않을 때는 배란 후의 뉴트럴기에 증상이 나타나기도 한다.

또, 시기에 관계없이 이상증상이 나타나는 경우도 있다. 사령탑인 뇌와 난소의 기능이 저하되어 전체적으로 여성호르몬이 잘 분비되지 않기 때문이다. 몸의 이상증상은 여성호르몬이 보내는 신호라고 생각하고, 방치하지 말고 빨리 산부인과 등에서 진찰을 받는 것이 중요하다.

지금부터 소개할 것은 여성호르몬과의 관계를 고려해서 구체적인 이상증상을 해소하는 방법이다. 식사, 운동, 스트레칭, 마사지, 아로마 오일, 허브 등 다양한 방법을 소개하고 있으니, 자신에게 맞는 것을 잘 응용해서 나만의 관리법을 찾을 수 있는 힌트로 삼기 바란다.

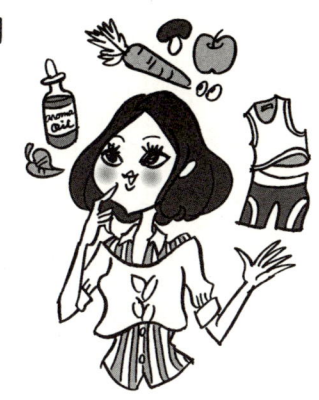

나른하고 금세 피곤하고, 항상 어딘가 상태가 안 좋다

난소의 기능 저하가 원인일지도 모른다

'금세 피곤해지고 항상 나른하고, 무슨 일을 해도 능률이 오르지 않아.'

이처럼 왠지 모르게 컨디션이 좋지 않을 때가 있다.

보통 'PMS기'와 '생리기'에 많이 나타나지만, 간혹 '뉴트럴기'에 나타나는 경우도 있다. 또, 생리주기와 관계없이 난소 기능이 약해지거나 여성호르몬의 분비가 원활하지 않으면, 생리불순이나 갱년기

증상이 나타나고 피로나 의욕 저하 등으로 이어진다. 빈혈이 있어도 금세 피곤해지고 감기에도 자주 걸린다. 그 외에도 갑상선 기능 관련 질환, 간, 신장, 심장 질환 등 숨어 있는 병이 있을 가능성도 있다.

　난소 기능은 산부인과에서 체크할 수 있으며, 빈혈, 갑상선 기능 등도 혈액검사를 하면 알 수 있다. 증상이 오래갈 경우에는 병원에서 검사를 받아보는 것도 좋다. 산부인과에서는 호르몬제와 한방약 등으로 치료를 해서 난소 기능을 정상으로 회복시켜준다.

식사나 허브로 독소를 제거하자

여성호르몬과 난소의 기능이 저하되면, 혈액순환이 나빠져서 혈액이 더러워지고 이상증상을 일으킨다. 깨끗한 혈액과 함께 몸속 구석구석까지 산소와 영양이 골고루 전달되어 노폐물이 배출되면 피로도 나른함도 사라진다.

　그래서 필요한 것이 몸속 디톡스다. 필요 없는 것을 버리면 나른함이 해소된다. 과로, 과식, 과도한 생각 등등 '과도한' 것이 많으면 몸속 청소가 잘되지 않는 경우가 많기 때문이다.

　피곤할 때는 몸을 흥분시켜서 결과적으로는 더 피곤하게 만드는 카페인과 알코올 등은 자제하자. 또, 혈액을 산화시키는 단 음식이나 동물성 지방이 많은 음식도 삼가도록 하자.

　'마'는 피로 회복에 특효약이다. 마는 중국에서 '산약'이라고 해서, 한방약이나 약선 요리 재료로 자주 쓰인다. 잘게 썰거나 강판에 갈아서 간장, 와사비, 김 등과 함께 먹으면 좋다. 죽이나 된장국에 넣어주면 건강을 위한 강장제가 된다.

또, 독소를 해독하는 기능을 가진 허브도 좋다. 혈액을 깨끗하게 하고 간과 신장에 좋은 아티초크나 울금, 펜넬, 로즈 차나 보충제는 독소를 해독하는 데 도움이 된다.

철분 부족으로 나른해지는 경우도 있으므로 몸속 구석구석까지 산소를 공급해 주기 위해 철분과 비타민 C를 보충해 주는 것도 좋다.

그리고 나른하고 피곤할 때는 몸을 편안하게 해주는 호흡법과 스트레칭도 도움이 된다. 가벼운 운동은 우리의 몸과 마음을 상쾌하게 해준다. 날씨가 좋을 때는 밖에 나가서 산책을 하는 것도 좋으니 꼭 해보기 바란다.

이유 없이 항상 졸리고, 아침에도 개운하지 않다

여성호르몬은 뇌에도 영향을 준다

아침에 일어나면 머리에 안개가 낀 것처럼 멍하다. 일을 할 때도 자주 깜박깜박하고 집중도 안 되고, 졸음이 온다.

나른함과 피로를 풀어주는 호흡법

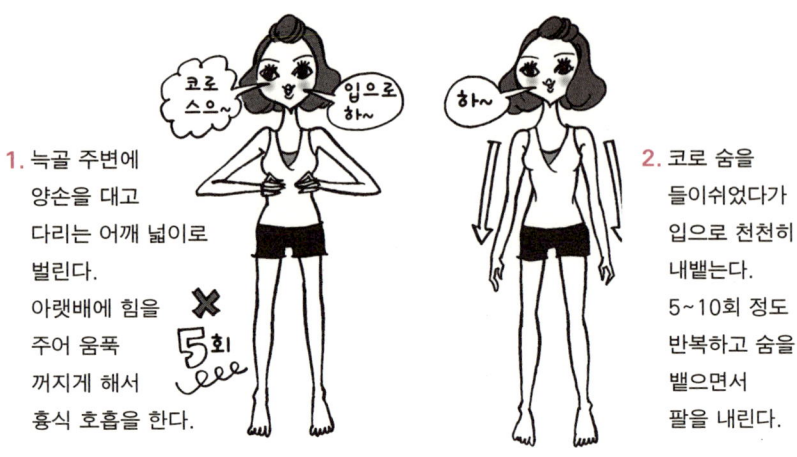

1. 늑골 주변에 양손을 대고 다리는 어깨 넓이로 벌린다. 아랫배에 힘을 주어 움푹 꺼지게 해서 흉식 호흡을 한다.

2. 코로 숨을 들이쉬었다가 입으로 천천히 내뱉는다. 5~10회 정도 반복하고 숨을 뱉으면서 팔을 내린다.

나른함과 피로를 풀어주는 스트레칭

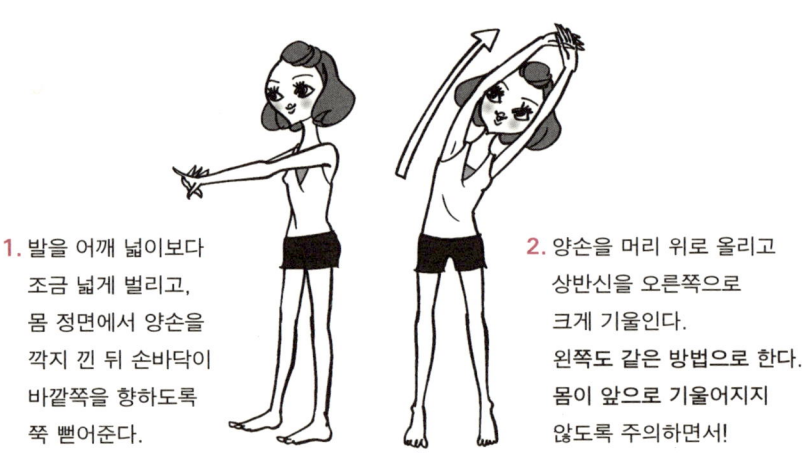

1. 발을 어깨 넓이보다 조금 넓게 벌리고, 몸 정면에서 양손을 깍지 낀 뒤 손바닥이 바깥쪽을 향하도록 쭉 뻗어준다.

2. 양손을 머리 위로 올리고 상반신을 오른쪽으로 크게 기울인다. 왼쪽도 같은 방법으로 한다. 몸이 앞으로 기울어지지 않도록 주의하면서!

이런 증상, 경험한 적 있을 것이다. 에스트로겐이 저하되는 'PMS기'나 '생리기'에 많이 나타나는 증상이다.

사람의 뇌는 대뇌피질과 뇌간과 소뇌로 이루어져 있다. 그중 대뇌피질에는 오래된 변연피질(대뇌변연계)과 새로운 피질(대뇌신피질)이 있다. 오래된 피질은 '본능'인 식욕, 성욕, 수면욕, 감정을 지배하고, 새로운 피질은 '지성'인 사고, 기억, 추리, 운동, 지각 등을 지배한다.

피로가 쌓이거나 수면이 부족하면 오래된 피질이 본능적으로 수면을 요구하는 경우가 있다. 또, 새로운 피질의 기능이 떨어져도 머리가 맑지 못하거나 졸음을 느끼는 경우가 있다. 여성호르몬은 이 대뇌신피질에도 영향을 주기 때문에 여성호르몬이 저하되면 사고, 기억, 추리 등의 뇌 기능도 저하된다고 볼 수 있다.

위장을 따뜻하게 하고 쉬게 하자

머리가 개운하지 못한 상태를 한방에서는 '기(=생명에너지)'가 부족한 상태라고 한다. 머리뿐만 아니라, 실은 위장도 움직이지 않고 있는 경우가 많다. '기'를 보충하기 위해서는 무엇보다 충분히 영양을 보충하고 휴식을 취하는 것이 최고다. 위장이 지쳐 있는 상태이므로 양을 줄이고 간단하게 식사하자. 또, 따뜻한 수프나 국물이 있는 음식은 흡수도 잘되고 몸을 따뜻하게 한다. 음료는 보리차나 호지차가 좋다.

스트레이트(농축환원과즙이 아닌 것) 사과 주스나 오렌지 주스를 따뜻하게 해서 마셔도 좋다.

장 속 세균을 늘리고, 장을 깨끗하게 하기 위해서는 된장이나 낫토 등의 발효식품을 적극적으로 섭취하는 것이 좋다. 또, 비타민과 미네랄이 풍부한 잡곡미나 현미(발아현미)를 주식으로 하면 컨디션이 달라지는 것을 실감할 수 있다.

'기'를 끌어올리는 향신료도 좋다. 요리를 할 때 차조기, 생강, 양하, 시나몬, 바질, 로즈메리 등을 사용해보기 바란다.

수욕 & 반신욕을 하자!

바쁜 아침이나 낮에도 할 수 있는 수욕水浴은 몸을 상쾌하게 해준다. 추운 계절뿐만 아니라 뜨거운 계절에도 상쾌한 기분을 맛볼 수 있다. 사무실 세면대에서도 간편하게 할 수 있다는 점도 매력적이다.

밤에는 욕조에 물을 받아서 몸을 따뜻하게 해주면 숙면을 취할 수 있다. 시간이 있을 때는 느긋하게 반신욕을 즐겨보자. 목욕으로 몸을 따뜻하게 하면서 두피 마사지(22페이지 참조)도 함께 해주면 심신의 피로가 풀려서 푹 잘 수 있다.

개운하고 상쾌한 수욕법

세면대에 좋아하는 아로마 오일(정유)을 한두 방울 떨어뜨린다.
손목까지만 담가도 좋고, 팔꿈치까지 넣으면 더욱 효과적이다.
머리가 맑아지고 졸음도 사라져서 기분이 상쾌해진다.

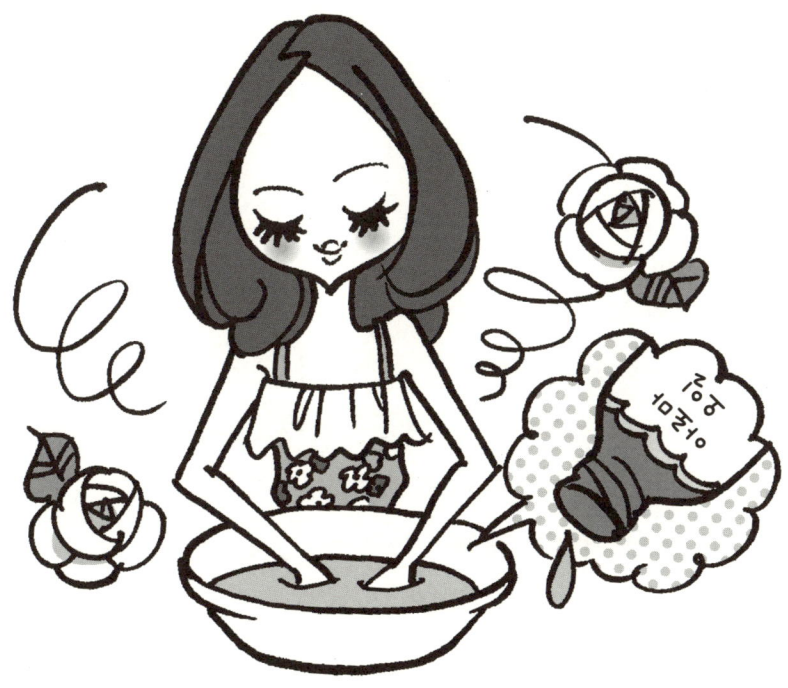

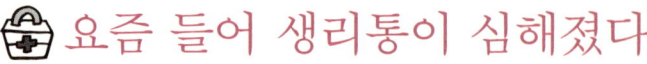 요즘 들어 생리통이 심해졌다

통증은 참지 않는 것이 기본이다

생리통은 복부, 허리, 머리, 허벅지 등 통증이 오는 부위가 사람에 따라서 다르고 때에 따라서도 다르다. 아픈 증상도 욱신거리거나, 꽉 죄는 것같이 뻐근하거나 하는 등 무척 다양하다.

복부 팽만감이나 뻐근함을 느끼는 정도라면 생리적인 현상이라 할 수 있지만, 개중에는 하루 종일 누워 있어야 하거나 진통제를 먹지 않으면 일상생활에 지장이 있는 사람도 있다.

이런 증상을 '월경곤란증'이라고 부른다.

어느 시기부터 아프기 시작했거나 통증이 점점 심해지는 사람은 자궁내막증이나 자궁근종 등이 원인일 가능성도 있다. 또, 불규칙한 생활이나 냉증, 만성피로, 스트레스 등이 원인인 경우도 있다.

한약과 온습포를 잘 활용하자

한 달에 며칠(2~3일) 정도 통증이 있고, 진통제를 먹으면 낫는 정도라면 먹는 편이 낫다. 통증을 참으면 프로스타글란딘이라는 통증 물질이 체내에 방출되어 통증을 더욱 악화시키고 진통제도 듣지 않게 되기 때문이다.

어쨌든 진통제를 먹어야 할 정도로 통증이 있는 경우, 정량의 진통제를 먹어도 듣지 않는 경우에는 산부인과에서 진찰을 받도록 하자. 자궁내막증이나 자궁근종이 있는 경우는 병이 진행되고 있을 수도 있으며, 불임의 원인이 되기도 한다. 생리통을 치료할 때 우선 선택할 것은 저용량 피임약이다. 보험이 적용되는 초저용량 피임약도 있다(170~173페이지 참조).

당귀작약산当帰芍薬散, 계지복령환桂枝茯苓丸, 가미소요산加味逍遥散 등의 한약도 효과가 있다. 병원에 가서 자신에게 맞는 약을 처방받도록 하자.

또, 배꼽 아래와 허리를 일회용 핫팩이나 온습포로 따뜻하게 하는 방법도 있다. 엉덩이 정중앙에 있는 선골(등뼈의 가장 아래에 있는 평평한 뼈)을 따뜻하게 해주는 것도 좋다. 온습포에 통증 완화 기능을 가진 라벤더, 클라리세이지 아로마 오일(정유)을 1~2방울 떨어뜨려주면 효과가 더욱 좋아진다.

생리 중에는 피곤해서 단것을 찾게 된다. 그러나 단 음식은 비타민과 미네랄을 빼앗아가서 오히려 우리 몸을 더욱 피곤하게 한다. 정말 먹고 싶을 때는 흑설탕이나 푸룬이나 대추 등의 말린 과일을 먹도록 하자. 통증이 있을 때는 카페인도 피하는 것이 좋으므로 커피, 홍차, 녹차 대신에 허브티를 마시자. 피버퓨(흰꽃여름국화), 라즈베리 잎, 캐모마일 등이 좋다. 벌꿀을 조금 넣으면 단맛을 대신해 준다.

입욕제나 아로마 오일로 느긋하게 목욕을 즐기자

생리통이 있을 때는 몸을 따뜻하게 하고 혈행을 촉진시켜주면 통증이 완화된다. 마음의 안정에도 좋으므로 샤워만 하지 말고 욕조에 들어가자. 생리 시에도 청결한 물에 들어가면 문제 될 건 없다.

입욕제는 몸을 따뜻하게 해주는 것이 좋다. 좋아하는 입욕제나 아로마 오일을 넣은 물에 가슴 아래까지 담그고 천천히 몸을 따뜻하게 해주자. 입욕제는 몸을 따뜻하게 하는 효과가 있는 것 중에 마음에 드는 향으로 선택한다. 냉증이 심할 때는 탄소계의 입욕제를 욕조에 넣어주면 생리통에 도움이 된다.

또, 만능으로 효과가 있는 제라늄과 라벤더 아로마 오일 등을 욕조에 한 방울 떨어뜨려보자. 사이프러스, 로즈메리, 주니퍼베리 아로마 오일도 좋다.

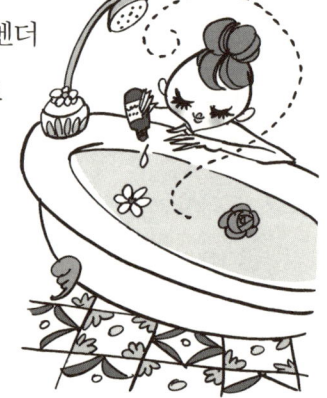

생리 전, 너무 괴롭다

생리 전, 몸과 마음과 피부에 나타나는 증상

배란에서부터 다음 생리가 시작되기 전까지의 시기, 특히 생리 일주일 전부터는 프로게스테론의 분비량이 늘어나고 체온이 높아지며 컨디션도 무너지기 쉽다.

이 시기가 되면 몸과 마음과 피부에 다양한 트러블이 발생한다.

몸에 나타나는 증상으로는 복부와 유두 팽만, 부종, 졸음, 변비, 설사, 두통, 복통, 요통 등이 있으며, 마음의 증상으로는 짜증, 우울감 등이 있다. 또, 피부에도 뾰루지, 지성, 건조, 습진, 가려움 등 사람에 따라 다르지만 다양한 증상이 나타난다.

생리 전 증상은 사람에 따라 정도의 차이는 있지만 대부분의 여성에게 나타나는데, 그중에는 생활에 지장이 생길 정도로 심한 사람도 있다.

이것을 월경전증후군(PMS: Premenstrual Syndrome)이라고 부른다.

아로마 오일로 기분 전환

PMS 때문에 기운이 없고 나른할 때는 민트의 힘을 빌리자. 머그컵에 뜨거운 물을 붓고 페퍼민트 아로마 오일을 한 방울 떨어뜨리고 숨을 들이마신다. 기분이 맑아지고 상쾌해질 것이다. 기분이 가라앉을 때는 일랑일랑(Ylang ylang) 아로마 오일을 손수건에 한 방울 떨어뜨려서 향을 맡아보자. 짜증나거나 울적할 때는 발레리안이나 패션플라워 차도 좋다.

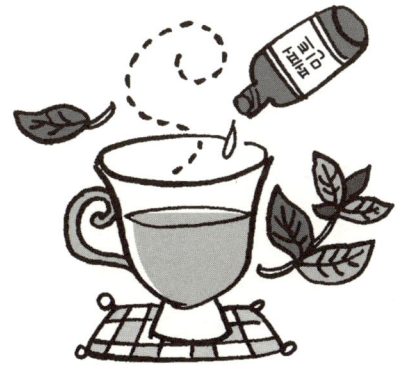

저용량 피임약과 한방약

PMS는 여성호르몬의 변화로 생기는 질환이다. 자신의 탓이 아니며, 치료도 가능하다. 일이나 인간관계 등에서 스트레스를 심하게 받으면 증상이 악화되거나, 성격이 예민한 사람이 증상을 강하게 느끼는 경향이 있다.

PMS에 대응하기 위해서는 우선 'PMS기'에 무리한 일이나 일정을 잡지 않는 것이 좋다.

또, 산부인과에서 진찰을 받고 치료하는 것도 중요하다. 저용량 피임약은 배란을 억제해서 여성호르몬의 균형을 안정시켜주기 때문에 PMS 증상을 가볍게 하고 컨디션을 회복하는 데 도움이 된다.

한방약도 효과가 좋다. 계지복령환桂枝茯苓丸, 당귀작약산当帰芍薬散, 가미소요산加味逍遥散, 십전대보탕十全大補湯, 보중익기탕補中益氣湯 등은 증상을 완화하는 효과가 있다.

비타민 B군을 많이 섭취하자

'PMS기'에는 비타민 B군이 많이 함유된 식품을 섭취하도록 하자. 비타민 B군에는 에너지를 연소시키는 기능이 있어서 부종 해소에 효과적이다. 컨디션이 나쁠 때는 더욱 좋다.

특히 현미, 발아현미, 오분도미 등의 정제되지 않은 쌀이나 조, 피, 기장(수수), 흑미, 붉은쌀, 보리 등의 잡곡류에는 비타민과 미네랄이 풍부하게 들어 있다. 바쁠 때는 편의점에서 파는 '오곡미 삼각김밥'

등으로 대신해도 좋다.

그 외에 비타민 B군이 많이 함유된 음식으로는 아보카도, 바나나, 오렌지, 호박, 아스파라거스, 소송채, 오쿠라, 버섯류 등이 있으며, 대구, 참치, 전갱이, 방어, 고등어, 정어리 등의 생선류에도 풍부하게 들어 있다.

고기가 먹고 싶을 때는 간이나 기름기가 적은 닭 가슴살, 닭 다릿살, 돼지고기 등을 먹도록 하자. 두유 등도 비타민 B군이 풍부해서 챙겨 먹으면 좋다.

PMS를 해소시켜주는 간단 아침 메뉴

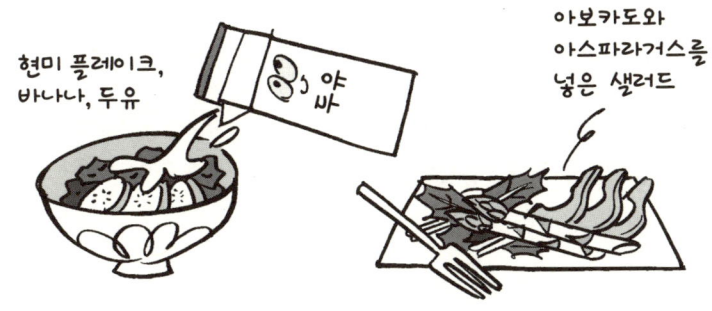

비타민 B군이 풍부하고, 바쁜 아침에도 간단하게 먹을 수 있다.
피부 컨디션도 좋아지고 마음의 안정에도 좋다.

몸이 냉하고, 손발이 차다

자각하지 못하는 냉증도 주의해야 한다

손발이 차갑다, 상반신은 화끈거리고 하반신은 차갑다 등등.

같은 '냉증'이라도 증상은 다양하다. 다리가 뜨거워서 이불 밖으로 발을 내놓아야 잠을 자는 것도 실은 냉증의 전조증상이다. 여성의 냉증은 계절에 관계없이 늘고 있다.

피부 트러블이나 살이 잘 찌는 원인이 냉증인 경우도 드물지 않다.

냉증은 여성호르몬과 크게 관련이 있다. 특히 '생리기'와 'PMS기'에 냉해지기 쉬운데, 스트레스 등으로 난소 기능이 저하되어 여성호르몬의 균형이 깨지면, 혈류가 나빠져서 몸이 차가워지기 때문이다.

난소 기능 저하는 저체온으로 인해 말초에 혈액이 제대로 공급되지 않아 일어나는 수족냉증이나, 상반신은 화끈거리고 하반신은 차가운, 냉증과 화끈거림이 반복되는 증상의 원인이 된다. 또, 심장병, 신장병, 당뇨병, 갑상선 기능저하증 등 숨겨진 질환이 있는 경우도 있다. 증상이 심하다면 병원에 가서 진찰을 받자.

숨겨진 병이 없으면 대부분의 냉증은 여성호르몬의 균형이 나쁘다는 증거다. 냉증은 한방의 특기 분야다. 일상생활에서 한방을 활용해 냉증을 해소하자. 또, 자신에게 맞는 한약을 처방받아서 냉증이나 냉증으로 인한 증상을 개선할 수도 있다.

향이 있는 식재료로 냉증을 해소하자!

생강과 시나몬은 바쁠 때도 간편하게 몸을 따뜻하게 할 수 있는 식재료다. 몸을 차게 하는 커피는 자제하고, 몸을 따뜻하게 하는 홍차나 허브티에 생강이나 시나몬을 첨가해서 마셔보자. 생강은 강판에 갈거나 잘게 썰어 먹는 것이 좋은데, 외출 시에는 튜브에 들어 있는 제품을 이용하면 편리하다.

파, 마늘, 부추 등의 향이 있는 식재료는 냉증을 해소시켜주는 채소다. 생강, 파, 마늘을 기름에 볶아서 향을 내다가 부추를 넣어, 죽이나 밥에 얹어 먹어도 맛있다. 또, 구기자 열매와 대추도 냉증에 좋은 식재료다. 생강과 함께 끓여 마시면 몸이 따뜻해진다.

에너지를 연소시킬 비타민 B를 섭취!

체내 에너지를 연소시켜 열로 바꾸어주는 비타민 B군이 부족하면 혈액의 흐름이 나빠져서 몸이 차가워지고, 연소되지 못한 에너지는 축적되어 살이 된다. 몸이 찬 사람이 살이 찌기 쉬운 것은 이 때문이다.

비타민 B군을 많이 함유하고 있는 식재료는 당질과 지질 함량이 높은 것이 많아서 칼로리가 초과되기 쉽다. 그래서 비타민 B군이 풍부하고 살이 잘 찌지 않으면서 냉증 해소에 도움이 되는 메뉴를 소개하고자 한다.

먼저, 주식은 현미, 발아현미, 잡곡미, 통밀가루로 한다. 주 반찬은 두부 등의 콩류, 닭 가슴살, 흰 살 생선 등으로 하고, 부 반찬은 초록이 풍부한 채소나 버섯 위주로 한다. 이 세 종류를 잘 갖추어 먹으면 연소되기 쉬운 몸으로 바뀌면서 냉증도 개선되고, 다이어트에도 도움이 된다.

물론 운동은 연소하는 몸을 만들어서 냉증을 즉각적으로 해소시켜준다. 우선은 걷기, 자전거 타기 등의 유산소운동부터 시작해보자. 4초 동안 천천히 숨을 내쉬었다가 들이마시기를 반복하는 호흡법도 몸을 따뜻하게 한다.

비타민 B군이 풍부한 추천 메뉴

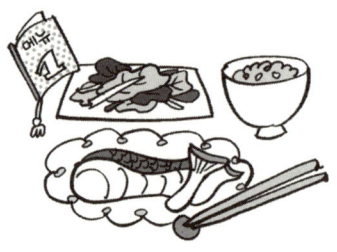

오곡미 밥 & 새송이를 곁들인
연어구이 & 루콜라와 시금치 샐러드

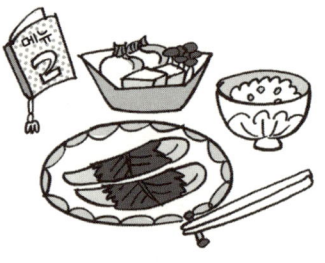

발아현미 밥 & 차조기 잎으로 만
닭 가슴살 소테 & 두부와 순무,
버섯조림

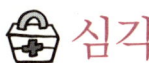 심각한 어깨 결림 때문에 괴롭다

휴식과 기분전환이 부족할 때

어깨 결림 때문에 괴로워하는 사람이 많을 것이다. 심할 때는 목은 물론 가슴, 머리, 눈까지 아픈 경우도 있다. 냉증, 스트레스, 운동 부족, 눈의 피로 외에도 일이 바빠서 휴식과 기분전환의 시간을 가질 수 없는 등 원인은 다양할 것이다. '생리기'와 'PMS기'에 많이 나타나는 증상이기도 하다.

서양 사람들은 어깨 결림이나 냉증이 있는 사람이 적다고 한다. 동양인은 서양인에 비해 등뼈가 짧고, 골격이 가진 특징 때문에 혈류가 나빠서 어깨 결림이나 냉증이 생기기 쉽다고 한다.

게다가 여성의 경우 난소 기능이 저하되어 여성호르몬의 균형이 흐트러져서 혈액순환이 잘되지 않는 것도 큰 원인 중 하나다. 어깨 결림 역시 여성호르몬의 영향을 받고 있는 것이다.

여성의 어깨 결림 관리 = 여성호르몬 활성케어이기도 하다. 저하된 난소의 기능이 회복되지 않으면 어깨 결림과 두통, 화끈거림 등이 심해지는 경우도 있다. 갱년기에도 많이 나타나는 증상이다. 증상이 심할 때는 산부인과를 찾아 혈액검사를 통해 여성호르몬의 양을 체크해보는 것도 좋다.

부드러운 마사지로 혈행을 개선하자

어깨 결림을 완화시키기 위해 전신의 혈행을 개선시켜주는 부드러운 마사지를 해보자.

림프 마사지라고 하면 어렵게 느껴지지만 의외로 간단하다. 목덜미, 어깨, 팔, 복부, 다리 가랑이, 허벅지, 무릎 안쪽, 종아리, 발목, 발바닥을 좋아하는 마사지 오일이나 크림을 바르고 부드럽게 쓰다듬어주기만 해도 효과가 있다(75페이지 참고). 마사지 오일은 로즈메리, 라벤더, 마조람, 사이프러스, 주니퍼베리, 페퍼민트 등의 아로마 오일이 들어간 것이 좋다.

그날의 기분에 맞게 아로마 오일을 선택해서 욕조에 몇 방울 떨어뜨린 뒤 몸을 담그는 것도 좋다. 충분히 땀을 빼는 데는 주니퍼베리, 혈행을 촉진하는 데는 로즈메리, 편안히 쉬고 싶을 때는 일랑일랑이나 클라리세이지 등이 좋다.

어깨, 목, 팔 스트레칭이 효과적이다

목욕 후에 림프 마사지를 하고, 그 후에 스트레칭을 하면 효과는 두 배가 된다! 어깨나 목을 돌리거나 팔을 들어 올리는 등 간단한 스트레칭만 해도 상당히 효과가 있다.

시간이 있으면 걷기, 조깅 등 땀이 날 정도의 유산소운동을 해보기 바란다. 보다 빠른 효과를 얻을 수 있다.

어깨와 목 스트레칭

어깨 Part 1

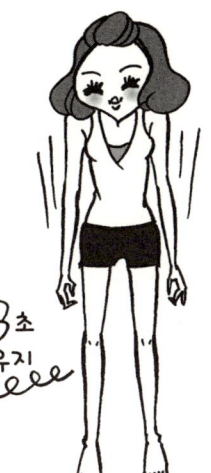

양쪽 어깨를 귀에
대듯이 가까이
끌어 올린다.
3초간 유지한
뒤 털썩
떨어뜨리고
휴식을 취한다.

어깨 Part 2

팔을 수평으로
옆으로 뻗고,
반대쪽 팔로 팔꿈치
아래쪽을 감싸서
몸 쪽으로 당긴다.
그대로 10초간
유지한다.

어깨 Part 3

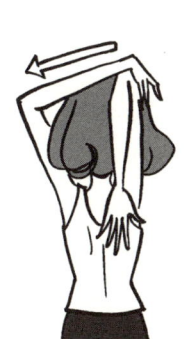

양팔을 머리 뒤로 올리고
한쪽 손으로 반대쪽 팔꿈치를 잡는다.
그대로 팔꿈치를 아래로 눌러준다.

목

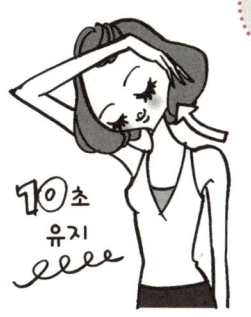

목을 기울이고, 기울인 쪽 손으로
머리를 위에서 꾸욱 눌러준다.
무리하지 말고 기분 좋을 정도로만!

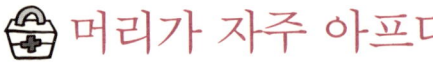 머리가 자주 아프다

여성호르몬과 관련된 두통도 있다

마치 헬멧이 관자놀이나 머리를 죄는 듯한 통증, 욱신욱신 맥이 뛰는 듯한 통증 등 두통도 종류가 다양하다.

'PMS기'나 '생리기' 등 생리 전후에 일어나는 욱신욱신 맥이 뛰는 것 같은 두통은 혈관확장성 편두통이다.

생리주기로 인해 호르몬 균형이 흐트러지고, 자율신경이 불안정해지면 혈류가 나빠지고 혈관이 열리면서 경련을 일으키게 되는데, 그로 인한 두통이다.

어지러움이나 구토 증상이 동반되는 경우도 있다.

두통이 일어나기 전에 하얀 빛이 지나가는 등 어떤 전조증상이 있는 경우는 '편두통'일 가능성이 있다. 편두통은 방치하면 통증이 점점 심해지므로 뇌신경외과나 신경내과 등에서 치료를 받도록 하자. 편두통에 잘 듣는 편두통 전용 약도 있다.

머리가 죄어오는 듯한 통증, 목과 어깨 통증까지 동반하는 경우는 '긴장형 두통'일 가능성이 있다. 피로, 스트레스, 업무 등으로 긴장 상태가 오랫동안 지속되는 것이 원인이다.

적당량의 진통제를 복용하는 것은 괜찮지만, 한 달에 10회 이상 지속적으로 복용하는 경우에는 과다 복용으로 인해 '약물난용 두통'

이 올 수도 있다.

그 정도로 심한 경우에는 역시 뇌신경외과나 신경내과 등에서 진찰을 받는 편이 좋다.

몸은 따뜻하게, 머리는 차게 해서 마사지를 해주자

스스로 두통을 치료하고자 한다면 아픈 곳을 차가운 수건 등으로 식혀주는 방법을 추천한다. 다만 몸은 전신의 혈류가 나빠지고 차가워져 있는 상태이기 때문에, 우선은 몸을 따뜻하게 해주는 것이 기본이다. 근육을 풀어주기 위해 목욕이나 스트레칭을 하는 것도 좋다.

또, 입욕 중이나 목욕 후에 이마의 머리 선부터 머리의 급소인 정수리를 마사지해주면 기분이 상쾌해진다.

로즈메리, 라벤더, 마조람, 페퍼민트, 로즈, 진저 등의 아로마 오일은 통증을 완화시키는 효과가 있다.

마사지 오일로 사용할 때는 스위트아몬드 오일이나 마카다미아 오일 등의 베이스 오일 5ml에 아로마 오일을 한 방울 떨어뜨려서 마사지 오일을 만들어준다.

일랑일랑, 클라리세이지는 경직된 머리를 풀어주는 아로마 오일이다. 욕조에 따뜻한 물을 받아 한 방울 떨어뜨리면, 은은하게 향이 퍼져서 아로마 효과도 기대할 수 있다.

두통을 완화시켜주는 정수리 마사지

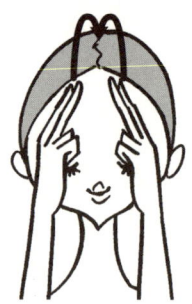
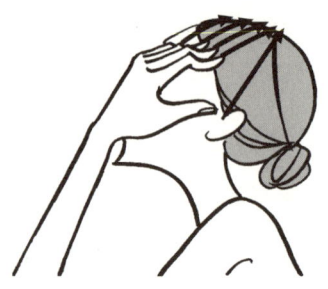

1. 머리 선 중심부터 좌우로 엄지 한 개 반의 위치에 손가락을 대고, 정수리 (22페이지 참조)를 향해 꾹 눌러준다.

2. 귀 위쪽에 엄지를 대고 나머지 손가락을 머리 선에 댄다. 정수리를 향해 강하게 주물러준다.

초콜릿이나 레드와인은 금물!

식품에 함유된 티라민이라는 성분이 두통을 일으키기도 한다.

 티라민은 알코올(특히 레드와인), 치즈, 햄, 살라미, 소시지, 된장 등의 식품에 많이 함유되어 있다. 그 외에도 혈관을 수축시키는 작용을 하는 초콜릿과 카페인도 머리가 아플 때는 피하도록 하자.

 반대로 두통에 특효약으로 주목받고 있는 허브티도 있다.

 '피버퓨(흰꽃여름국화)'는 캐나다와 영국에서는 이미 편두통에 효과가 있다는 인증을 받았으며 구미에서는 매우 대중적인 차다. 엑기스로 팔고 있는 경우도 있으니 기회가 있다면 꼭 마셔보기 바란다.

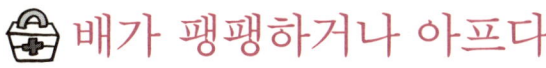 배가 팽팽하거나 아프다

혹시 배가 차갑진 않은가?
'배가 팽팽해서 괴로워.'

　변비도 아닌데 배가 팽팽해지는 경우가 있다.

　오랫동안 복부 팽만감이 지속되는 경우 자궁근종이나 난소난종, 자궁암, 대장암 등의 자각증상일 수도 있으니 방치하지 말고 바로 산부인과나 내과에서 진찰을 받도록 하자.

　초음파나 CT 촬영, 대장내시경 검사를 했는데도 아무 원인이 발견되지 않은 경우에는 변비나 위장 기능 저하에 의해 장 속이 발효되어 팽팽해졌을 가능성도 있다.

　선천적으로 대장이 길면 가스가 잘 차는 경우도 있다.

　또, 긴장해서 공기를 많이 마시면 장 속에 가스가 차는 경우도 있다.

　냉증이 있어도 배의 움직임이 둔해지고, 울혈이 생기고, 부종으로 장 전체가 팽팽해진다. 이것은 여성호르몬 분비와 관계가 있는데, 에스트로겐이 적어지는 'PMS기'나 '생리기'에 일어나기 쉬운 증상이다. 몸 전체의 혈류가 나빠지면 장에도 영향을 주는 것이다.

부드럽게 배를 움직여주자

여성호르몬 주기의 영향으로 복부 기능이 약해지고 순환이 잘되지 않아서 배가 팽만해진 경우에는 배를 따뜻하게 해서 장의 연동운동을 활발하게 해주어야 한다. 반신욕이나 좌욕이 좋으며, 위장 기능을 촉진시키는 한약도 효과가 좋다.

장의 연동운동을 활발하게 하기 위해 일단 입욕으로 몸을 따뜻하게 한 뒤, 시계 방향으로 부드럽게 배를 마사지해준다. 라벤더나 주니퍼 아로마 오일이 들어간 마사지 오일을 사용하면 더욱 효과가 좋다.

유산균과 식물섬유를 섭취하자

유산균은 장의 상태를 좋게 하는 균이다. 된장, 간장, 절임 음식, 김치, 요구르트, 치즈에 많이 함유되어 있다. 식물성 유산균, 된장이나 간장, 절임 반찬, 김치를 추천한다. 살아서 장까지 가는 유산균이 들어 있는 요구르트도 있으므로 골라서 구입하도록 하자.

식물섬유도 신경 써서 섭취하자. 곤약, 해조, 버섯은 칼로리도 낮고 식물섬유가 풍부하다. 또, 밥도 현미, 발아현미, 잡곡밥 등은 식물섬유를 많이 함유하고 있다. 예를 들면, 발아현미에는 식물섬유가 백미의 4.7배나 함유되어 있다.

허브는 소화기의 기능을 좋게 하고, 복부에 쌓인 가스를 배출해준다. 생강과 차조기, 양화도 추천하는 허브 식재료다. 요리에 사용하

복부 마사지

배꼽을 중심으로 시계 방향으로 눌러준다.
손바닥으로 부드럽게 원을 그리듯이.

복부 급소 누르기

배꼽에서 손가락 두 개 정도 떨어진
위치에 좌우 대칭으로 있는 급소를
손가락으로 누른다.

는 로즈메리, 마조람, 세이지, 바질, 파슬리 등도 배 속을 상쾌하게 해준다.

허리가 아프고 무겁게 느껴진다

큰 병이 숨어 있지는 않은지 검사해보자

요통은 어깨 결림에 이어서 많은 사람들이 고통받는 증상 중 하나다. 왠지 모르게 몸이 무겁게 느껴지는 정도의 통증부터 잠을 자기도 힘들 정도의 괴로운 통증까지 요통의 종류는 다양하다. 계단을 오르락내리락하지 못하거나 앉아 있을 수도 없는 등 일상생활에 지장을 받는 경우도 많다.

요통의 원인은 생리주기나 자궁 등에 관련된 통증과, 척추(요추)나 근육 피로, 긴장, 신경과 관련된 문제 등을 생각할 수 있다.

'PMS기'나 '생리기'에 아픈 것은 여성호르몬의 영향으로 인한 PMS(월경전증후군)이거나 생리통일 가능성이 있다. 그러나 자궁이나 난소에 어떤 이상이 있는 경우도 있다. 자궁내막증, 자궁근종이 골반 내에서 유착을 일으켜 허리가 아픈 경우도 있다. 매월 생리주기마다 산부인과계의 요통을 느낀다면 산부인과에서 진찰을 받아보자.

척추(요추) 주변의 통증은 담이나 요추, 추간판, 헤르니아 등의 정형외과적인 질병일 가능성이 있다. 근육이 뭉쳐서 생긴 통증은 스트레스나 과중한 업무로 피로나 긴장이 쌓여서, 혈행이 나빠진 것이 원인이다.

스트레칭으로 근육의 피로를 풀어주자

산부인과계나 뼈, 근육, 신경에 이상이 없는 경우라면, 허리를 따뜻하게 하고 스트레칭을 해주자. 틀어진 골반을 교정하거나 복근이나 등 근육을 단련하는 것도 도움이 된다. 스트레칭은 틀어진 몸을 교정하는 효과도 있다.

목욕 후에 허리 주변을 가볍게 마사지하는 것도 좋다. 라벤더, 로즈메리, 마조람, 진저 등이 들어간 마사지 오일을 사용하면 몸을 따뜻하게 하는 효과가 상승된다.

목욕과 보온을 통해 몸을 따뜻하게

목욕은 최고의 요통 관리법이다. 날씨에 상관없이 가슴 아래를 뜨거운 물에 담그는 반신욕이 특히 좋다.

반신욕은 40도 정도의 뜨거운 물에 약 20분 정도 몸을 담그는 것이 기본이다. 체내에 있는 열활성 단백질(HSP: Heat Shook Protein, 단백질의 일종)이 늘어나서, 근육의 피로를 풀어줄뿐더러 면역력 증가, 노화 방지, 피부미용에도 도움이 된다. 몸을 따뜻하게 하는 효과

요통 방지 스트레칭

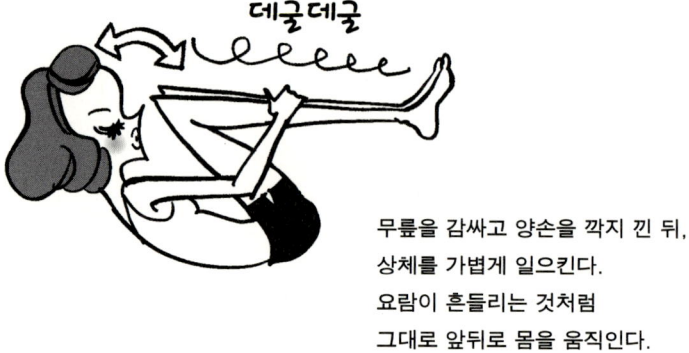

무릎을 감싸고 양손을 깍지 낀 뒤,
상체를 가볍게 일으킨다.
요람이 흔들리는 것처럼
그대로 앞뒤로 몸을 움직인다.

골반 교정 스트레칭

천장을 보고 누워서 한쪽 다리를 접고,
반대쪽 바닥을 향해 내린다.
무릎을 바닥에 대는 느낌으로.
바닥에 닿으면 10초간 유지한다.

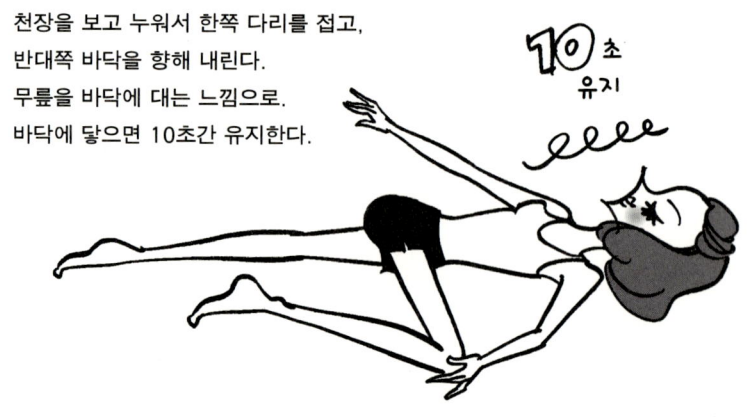

가 뛰어난 탄산계 입욕제(124페이지 참조)를 넣으면 욕조에 들어가 있는 시간을 15분으로 단축해도 열활성 단백질이 증가한다.

낮 동안에는 일회용 핫팩이나 허리보호대 등으로 허리를 따뜻하게 해주자. 허리가 아플 때는 짧은 티셔츠는 피하는 편이 좋다. 또, 발목을 따뜻하게 해주는 것도 허리를 차지 않게 하는 방법 중 하나다. 잘 때 레그워머를 하면 허리나 배 주변이 차가워지는 것을 방지할 수 있으므로 여름에도 추천한다. 다만 양말은 잠잘 때 발가락 사이에 땀이 나게 해서 발끝을 차게 만들므로 피하는 것이 좋다.

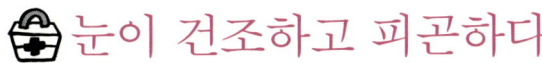 눈이 건조하고 피곤하다

여성호르몬 저하는 눈에도 영향을 준다

눈의 피로와 건조증도 여성호르몬 저하가 원인인 경우가 많다. 장시간 컴퓨터 앞에서 작업을 하거나 회사에서의 스트레스, 에어컨 등의 영향도 있지만, 여성의 경우 눈의 촉촉함을 유지해주는 '생체항산화 성분'인 에스트로겐의 감소가 매우 큰 영향을 준다.

눈의 각막과 수정체에는 콜라겐이 많이 포함되어 있다. 에스트로겐은 이 콜라겐 생성에 크게 관여하며, 에스트로겐이 저하되면 콜라겐이 감소된다.

여성호르몬 분비가 저하되면 눈이 피곤해진다, 눈물이 난다, 눈이 아프다, 눈이 건조하다 등의 증상이 나타난다. 그러다가 눈이 침침하거나 따끔거리거나 눈이 부시는 등의 증상이 나타나기도 한다.

식사나 영양제로 콜라겐을 보충하자
피로한 눈이나 건조한 눈에는 콜라겐이 좋다.

콜라겐이 풍부한 음식 재료로는 상어 지느러미, 닭 날개, 소 힘줄, 연어 껍질, 장어, 가자미 지느러미, 돼지 귀 등이 있으며, 젤라틴도 좋다.

드링크제나 파우더 등 다양한 종류의 영양제도 판매되고 있다.

색소성분 안토시아닌도 중요하다!
우리 눈의 세포는 색소로 사물을 구별한다. 따라서 빨강, 초록, 노랑 등, 색이 진한 음식물을 먹는 것도 눈에 매우 좋다.

항산화 효과가 뛰어난 폴리페놀 중에서 특히 안토시아닌은 눈에 좋으므로 자주 섭취하도록 하자. 블루베리, 레드와인, 자색고구마, 카시스, 아메리칸 체리, 뽕잎(차), 검은콩, 팥 등에 많이 함유되어 있다.

안토시아닌은 콜라겐을 안정시키고 콜라겐의 합성을 촉진시키는 작용을 한다.

우리는 음식으로 섭취한 영양분으로 몸의 기능을 조절한다. 그러

눈의 피로에 효과적인 눈 마사지

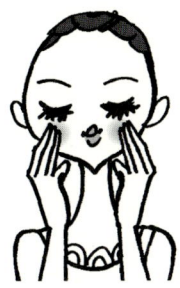

1. 눈 아래의 오목한 부분에 검지, 중지, 약지 세 손가락을 올리고 가볍게 눌러준다.

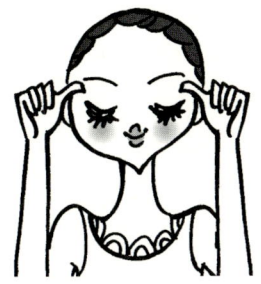

2. 엄지를 관자놀이에 대고 꾹 눌러준다. 기분 좋을 정도로.

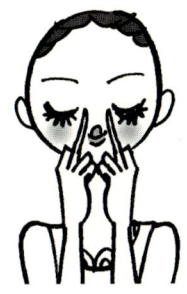

3. 눈과 코의 중간 지점에 중지를 대고 가볍게 누른다. 너무 강하게 누르지 않도록 주의하면서.

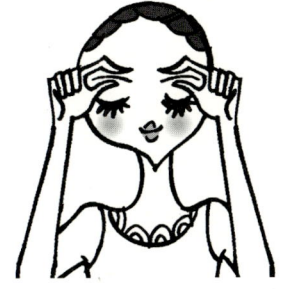

4. 눈썹 아래 뼈 부분을 손가락으로 잡고, 눈썹 앞부분에서 눈썹 끝을 향해 눌러주면서 이동한다.

* 너무 강하게 누르지 않도록 주의하자.
* 콘택트렌즈를 착용하는 사람은 반드시 제거한 뒤에 마사지한다.
* 뜨거운 수건으로 눈을 따뜻하게 한 뒤 마사지해주면 더욱 효과적이다.

므로 역시 식사는 기본이다. 음식으로 전부 섭취할 수 없을 때는 블루베리 영양제 등으로 보충해주자.

눈 근육을 움직이는 체조 & 마사지

눈을 쉬게 하는 것도 중요하다. 자기 전에 뜨거운 수건을 눈에 대고 따뜻하게 해주면 피로가 풀린다.

눈 체조도 효과적이다. 안구를 상하좌우로 강하게 움직이거나 돌리거나 눈 주변의 근육을 사용하는 체조를 해보자. 눈을 깜박이기만 해도 눈 운동이 된다.

입안이 마르고 입 냄새가 난다

입속 건강과 여성호르몬과의 관계

침이 잘 나오지 않고 입안이 자꾸 마르고, 입안이 말라서 말하기 힘들거나 식사 시 맛을 잘 느끼지 못하는 경우는 없는가. 구강염이 자주 생기거나 침이 적어서 입안에 상처가 나기도 한다. 아파서 식사하는 것도 힘들고 말하기도 힘들다. 입 냄새가 신경 쓰이거나 갑자기 충치가 느는 사람도 있다.

이것이 구강 내 건조증의 징조다. 침은 정신적 스트레스, 여성호르몬의 상태, 컨디션 불량이나 질병 등에 의해 미묘하게 분비량이 달라진다. 침에는 입안을 세정하고 잡균을 방지하는 기능이 있기 때문에, 침의 분비가 줄어들면 입속 세균, 치주 질균 등이 증가하기 쉬워진다. 그 때문에 구강 내 건조증에 걸리면 입 냄새도 신경 쓰이게 되는 것이다.

증상이 심하다면 당뇨병, 갑상선 기능 질환, 교원병의 일종인 쇠그렌 증후군 등이 원인일 수도 있다. 먼저 구강외과나 치과에서 상담을 받아보도록 하자.

이들 질병이 아닌 경우에는 여성호르몬 분비 저하가 원인일 때도 많다. 무월경이나 생리불순 등으로 여성호르몬의 균형이 깨어지면서 일어나는 경우가 있다. 또, 생리 전 PMS 시기가 되면 신경이 쓰이는 경우도 있다. 입속 환경 역시 여성호르몬과 관련되어 있기 때문이다.

구강 내 건조증이 걱정되는 사람은 우선 담배를 끊거나 단단한 것을 꼭꼭 씹어 먹고 방 안의 습도에 신경을 쓰는 등의 노력을 기울여보자. 껌을 씹어서 침이 잘 분비되게 하는 것도 좋은 방법이다. 또, 보습 젤이나 보습 스프레이도 시판되고 있으니 잘 활용해보기 바란다.

물론 스트레스나 컨디션 저조에 의해서 일어나는 경우도 있기 때문에 규칙적인 생활이나 스트레스를 없애고 편안하게 쉬는 것도 중요하다.

또, 가능하면 6개월에 한 번은 치과에서 치주 질환을 체크하고 치석을 제거해주는 것이 좋다.

입속 환경을 정리해주는 음식

비타민 B군에는 항염증 작용이나 신진대사를 좋게 하는 기능이 있어서 입속 환경을 개선하는 데 도움이 된다. 입안이 아프거나 구내염이 있는 사람에게 특히 좋다.

비타민 B군이 풍부한 식재료로는 발아현미, 아보카도, 바나나, 오렌지, 호박, 아스파라거스, 소송채, 무청, 오쿠라, 꼬투리 풋콩, 완두콩, 낫토, 버섯류, 대구, 날개다랑어, 가다랑어, 고등어, 방어, 삼치, 새끼 방어, 정어리, 전갱이 등이 있다.

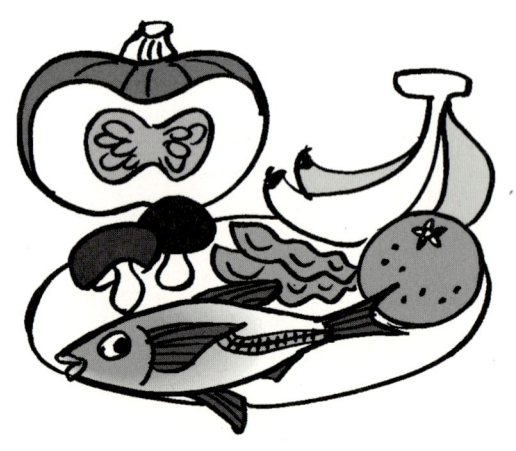

허브티로 입안을 상쾌하게

허브티는 입 냄새 예방뿐만 아니라 입속 점막에도 좋은 음료다. 세이지, 페퍼민트, 마로우, 펜넬 등의 허브티를 평상시보다 진하게 내려서 입을 헹구거나 양치를 하면 개운해진다. 부종 예방에도 도움이 되는 펜넬의 씨앗이나 차를 꼭 이용해보기 바란다.

피곤하다고 당분을 과도하게 섭취하는 것도 입안을 끈적이게 해서 입의 상태를 나쁘게 한다. 엉겅퀴계나 울금 등의 허브 영양제도 좋다.

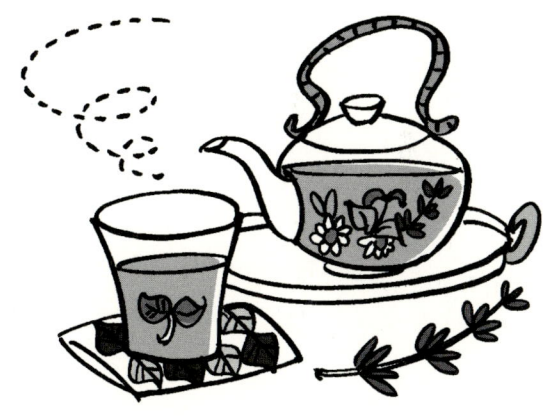

column3
피곤하고 나른한 밤에

집에서 탄산 목욕을 즐기자

피곤하고 나른할 때는 탄산 목욕을 즐겨보자. 탄산가스 성분은 모세혈관을 열어서 혈류를 좋게 하고 신진대사를 활발하게 하는 기능이 있다.

탄산 목욕에는 피로 회복 효과는 물론 어깨 결림과 요통을 완화해주고 냉증 해소와 기분전환을 해주는 효과도 있다. 또, 신진대사를 활발하게 하는 기능과 해독 작용이 있어서 미백효과까지 기대할 수 있다.

일본이나 한국에는 천연 탄산온천이 많지 않지만, 독일에서는 탄산온천의 기능에 대한 연구나 치료가 활발하게 이루어지고 있다. 천연 탄산온천 대신, 탄산 입욕제를 이용해 피로를 풀어주자.

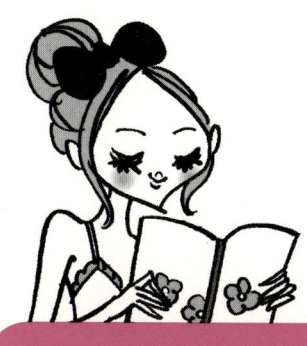

Part 4
스트레스 탓일까? 마음이 불안정할 때

마음도 호르몬 변화의 영향을 받는다

포인트는 스트레스 해소와 휴식!

마음도 여성호르몬의 영향을 받는다. 모든 여성이 한 달 중에 생기가 넘칠 때와 기분이 가라앉는 때가 있다는 걸 알고 있을 것이다. 그중 특히 마음이 불안정한 때는 생리가 시작되기 전인 'PMS기'다.

생리가 시작되기 전 일주일간은 프로게스테론(황체호르몬)의 분비가 늘어나고, 기초체온이 높아지는 '고온기'에 해당한다. 이 시기에는 자율신경과 정서도 불안정해지고 마음도 예민해진다. 하지만 생리가 시작되고 2~3일이 지나면 다시 건강한 상태로 돌아온다. PMS기에는 몸과 마음이 불안정한 자신을 받아들이고, 편안하게 휴식을 취할 수 있는 방법을 찾도록 하자.

또, 오랜 시간 과도하게 스트레스를 받거나, 피로하거나 잠이 부족하면 호르몬 균형은 더욱 불안정해진다. 그로 인해 마음이 불안정해지는 경우도 있다. 괴로운 마음이 오래 지속된다면 주저하지 말고 심료내과나 정신과, 또는 산부인과 의사에게 상담을 받아보는 것이 좋다. 나는 산부인과 의사와 한방전문의에게 상담을 받고 있다. 만약 주치의가 있다면 이들 진료과가 아니어도 상관없다. 분명 힘이 되어

줄 것이다.

　한 달 동안 자신의 마음이 어떻게 변하는지를 파악하고 있으면 스스로 마음을 잘 관리할 수 있게 된다. 나는 건강과 아름다움을 유지하기 위해서는 마음의 관리가 가장 중요하다고 생각한다. 마음이 긍정적이면 피곤하거나 컨디션이 조금 나빠도 극복할 수 있다. 하지만 마음이 약해져 있으면 컨디션도 금세 나빠지고 만다.

　자신의 마음을 스스로 관리하는 방법의 포인트는 스트레스 해소와 휴식이다. 하루를 마감하는 밤이 되면 부교감신경을 우위 상태로 돌려놓는 것이 중요하다. 부디 마음을 평온하게 하는 나만의 방법을 찾기 바란다.

짜증이 많아지고 자주 화를 낸다

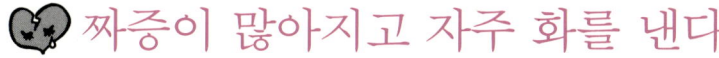

마음의 에너지 방전

"짜증이 나면 물건이나 사람에게 풀어버리고 나중에 후회해요……."

　이런 상태가 계속되면 자신감을 잃고 만다.

　짜증은 신경이 자극을 받아 흥분해서 밖으로 표출되는 상태. 침체는 반대로 안쪽으로 향하는 상태다. 마음의 증상은 형태는 다양하지만 표출되는 방향성이 다를 뿐, 정신이 불안정하다는 점은 같다.

우울감은 남성보다 여성에게 약 두 배 정도 많다. 여성이 우울해지는 가장 큰 원인은 PMS(월경전증후군)다. 여성의 정신 상태는 생리주기에 휘둘린다. 특히 생리 전, 프로게스테론의 분비가 많아지는 시기에 마음이 불안정해지기 쉽다. 또, 난소의 기능 저하로 여성호르몬의 분비가 줄어들면 불안정한 마음의 증상이 많이 나타난다.

최근 정신계통의 뇌의 기능과 호르몬의 관계가 밝혀지고 있다. 여성은 남성보다 마음에 편안함과 안정감을 주는 행복호르몬인 세로토닌의 합성 속도가 늦어서 마음이 회복되는 데 시간이 걸린다고 한다. 여성호르몬은 세로토닌 분비와 밀접하게 연관되어 있어서, 여성호르몬이 저하되면 세로토닌의 양도 줄어들게 된다. 때문에 여성에게는 정신적인 케어가 꼭 필요한 것이다.

수욕과 족욕으로 뇌의 긴장을 풀고 짜증을 해소한다

몸이 차면 머리가 긴장해서 쉽게 짜증을 내게 된다. 머리가 멍하고 개운하지 않은 것도 몸이 차갑기 때문이다.

짜증을 예방하기 위해서는 뇌의 긴장을 풀어주어야 한다. 욕조에 몸을 담가 몸을 따뜻하게 하는 것도 좋지만, 우선 좀 더 손쉽게 머리의 긴장을 풀 수 있는 수욕이나 족욕을 해보기 바란다.

족욕의 방법은 우선, 세면대나 대야에 복사뼈가 잠길 정도로 물을 받는다. 물의 온도는 손을 넣었을 때 조금 뜨거운 정도인 42도가 기준이다. 의자에 앉아서 10~20분 정도 발을 담그고, 미지근해지면 뜨거운 물을 더 부어준다. 수욕은 세면대에 물을 받기만 하면 된다. 손목까지만 담가도 좋지만 팔꿈치까지 넣으면 답답함이 해소되어 숙면을 취할 수 있다.

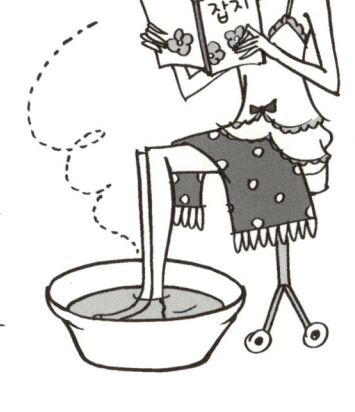

족욕과 수욕 시 좋아하는 아로마 오일(정유)을 1~2방울 떨어뜨리면, 뇌의 긴장을 풀어주고 기분을 편안하게 하는 데 더욱 도움이 된다. 추운 계절뿐만 아니라 뜨거운 여름에도 효과가 좋으니 꼭 시도해보기 바란다.

마음을 안정시키는 잡곡과 허브의 힘

짜증을 막아주는 식재료로 나는 잡곡과 현미를 애용하고 있다. 정제되지 않은 곡류에는 비타민과 미네랄이 풍부하게 함유되어 있다. 특히 생리 전에는 비타민 B군을 충분히 공급해 주어야 하는데, 잡곡에는 비타민 B군도 풍부하다. 몸에 쭉 흡수되어 마음을 안정시켜준다.

영양제는 식물 허브 영양제가 좋다. 발레리안, 세인트존스워트(단, 임신 중에는 금물), 패션플라워 등은 생리 전의 짜증을 가라앉히는 데 좋다.

또 하나, 동양의 허브약이라고 해도 좋을 한약 역시 짜증에 좋다. 특히 여성호르몬의 균형이 무너져서 생긴 짜증에는 가미소요산加味逍遥散이 좋다. 나도 애용하고 있다.

아로마 오일도 좋다. 물론 자신이 좋아하는 향을 쓰면 되지만, 그중에서도 특히 일랑일랑, 클라리세이지, 페퍼민트, 제라늄 등이 좋다.

나는 페퍼민트를 좋아하는데, 수건에 한 방울 떨어뜨려 가지고 다니면 전철 안에서도 향을 즐길 수 있다.

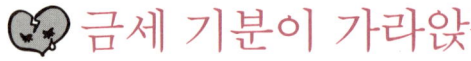 금세 기분이 가라앉는다

신이 나고 즐거운 건 여성호르몬 덕분이다

이유 없이 마음이 울적하고, 기분이 가라앉고, 기력이 없다…….

누구에게나 이런 우울한 상태는 일어날 수 있다. 피곤하거나 스트레스가 쌓여 있다는 신호일지도 모른다. 이런 증상은 주로 PMS 시기나 초기 갱년기에도 자주 일어나는데, 이 역시 여성호르몬이 저하되어 있다는 증거다. 갱년기가 되면 훨씬 더 심하게 나타나기도 한다.

반대로 이야기하면 기분이 들뜨고 신이 나는 건 여성호르몬의 덕이기도 한 것이다.

마음에 효과적인 특별한 허브와 영양제

진저는 아시다시피 생강인데, 이것 역시 허브다. 생강은 몸속 깊숙한 곳에서부터 몸을 따뜻하게 해주고, 가라앉은 기분을 끌어올려주고 활기를 되찾게 해준다. 그 외에도 위장 기능을 좋게 해서 변비를 개선하는 효과도 있으며 신진대사도 좋게 한다. 강판에 생강을 갈아서 홍차에 넣어 마셔도 좋고, 된장국이나 수프에 넣어주어도 맛있다. 시판되고 있는 튜브에 든 생강을 가지고 다니면 사무실에서나 외출 시에도 간편하게 사용할 수 있다.

또, 허브의 왕이라고도 불리는 민트과의 대표 식물인 바질도 있다. 싱그러운 향이 가득한 생잎은 머리를 맑게 해준다. 항우울 작용과 혼란스럽고 가라앉기 쉬운 기분을 끌어올리는 기능이 있다. 아침식사 시에 빵에 버터를 바르고 그 위에 생바질을 얹어서 먹어보자. 맛도 있고, 긍정적인 기분으로 아침을 시작할 수 있다. 마음의 동요나 불안, 불면 등에 효과가 있는 발레리안은 허브티와 허브 영양제로 모두 판매되고 있다. 다만 조금 쓴풀 맛이 있어서, 허브티로 마신다면 단맛이 나는 리코리스나 페퍼민트 등과 블렌딩 해서 마시는 편이 맛이 좋다.

무기력한 기분을 끌어올리는 데는 로즈메리, 페퍼민트, 로즈, 펜넬 등의 아로마 오일도 좋다. 페퍼민트는 의욕이 없고, 무기력할 때 좋다. 입욕 시에 욕조에 몇 방울 떨어뜨리거나 방 안에 아로마 포트를 켜 놓거나, 코로 향을 맡거나 마사지에 사용해보기 바란다. 수건에 한 방울 떨어뜨려 가지고 다녀도 효과적이다.

그리고 피로나 스트레스가 심하면 비타민과 미네랄이 대량으로 소비되어 금세 부족하게 된다. 식사만으로는 전부 보충할 수 없으므로 기분이 가라앉았을 때는 영양제도 함께 이용하자.

기분이 가라앉고 기운이 없을 때 나는 멀티 미네랄 & 비타민 영양제의 힘을 빌리고 있다. 비타민과 미네랄은 다소 많이 섭취해도 소변으로 배출되므로 평상시보다 조금 많이 먹는 것이 좋다.

물가를 걸어보자

기분전환에 빼놓을 수 없는 것이 운동이다. 어떤 운동이든 좋다. 기분이 침체되어 있을 때일수록 적극적으로 몸을 움직여보자.

내가 추천하는 운동은 밝은 태양 아래에서 식물과 물(호수, 강, 바다)을 보면서 산책하는 것이다. 금세 기분이 좋아진다. 물에는 마이너스이온 효과, 나무에는 피톤치드 효과가 있어서 몸과 마음이 편안해진다.

💕 누구와도 이야기하고 싶지 않거나, 즐거운 일이 적어졌다

즐거워지면 여성호르몬도 늘어난다

항상 밝고 사교적인 성격이었는데 이제는 누구와 이야기하는 것조차 싫다. 기분이 울적해서 외출도 하고 싶지 않다. 좋아하던 취미생활도 즐겁지 않다……

PMS 시기에 일어나기 쉬운 증상이다. 또, 초기 갱년기 증상일지도 모른다. 우울증과 비슷한 이런 마음의 증상 외에 나른함이나 피로 등의 신체적인 증상이 동반되는 경우도 있다. 꼼꼼하고 성실한 성격의 사람에게 많이 나타난다.

우울감은 40대 이후의 갱년기가 되면 에스트로겐의 분비가 급격히 감소하면서 매우 많이 나타나는 증상이다. 여성이 남성에 비해 두 배 이상 우울증이 많은 것도 갱년기 장애나 PMS의 우울 증상이 영향을 주기 때문이다. 여성호르몬은 이렇게나 마음에 지대한 영향을 주는 호르몬인 것이다.

PMS 시기나 초기 갱년기에 심각한 우울감을 느끼는 경우는 많지 않지만, 가벼운 우울증과 유사한 증상은 흔히 나타난다. 만약 좋아하는 것, 즐거운 것이 떠오른다면 무엇이든 좋으니 시작해보자. 마음이 즐거워지면 여성호르몬의 분비도 활발해진다.

다만 생리주기에 관계없이 2~3개월 이상 증상이 계속된다면 우울증일 수도 있으니 상담센터나 정신과에서 진찰을 받도록 하자.

동양의학의 따뜻한 식재료로 만드는 따뜻한 레시피

마음에 이상증상이 있을 때는 간 기능이 떨어져 있는 경우가 많으니 식사를 가볍게 해보자. 기름기와 염분이 적은 음식 위주로 식사를 하고, 알코올이나 카페인 등, 간에 부담을 많이 주는 음식은 자제한다.

그리고 기분이 가라앉으면 몸이 차가워진다. 몸속까지 따뜻하게 해주는 음식으로 몸과 마음을 따뜻하게 하자.

동양의학이나 한방에서는 식재료를 몸을 따뜻하게 하는 재료, 차게 하는 재료, 중간 재료로 나누고 있다.

몸을 따뜻하게 하는 식재료 중에 추천하는 것은 두릅, 순무, 호박, 겨자, 그린 아스파라거스, 소송채, 고구마, 들깻잎, 양파, 뱀밥, 유채꽃, 부추, 당근, 파, 파슬리, 피망, 머위, 산마, 연근, 은행, 살구, 생강 등이다. 기름을 사용하지 않고 데치거나 조려서 먹는다. 그리고 생강에 포함되어 있는 진저론, 진저롤, 쇼가올 등의 성분에는 마음을 안정시키는 아연이 많이 함유되어 있다.

반대로 몸을 차게 하는 식재료로는 백미, 빵, 우동, 백설탕 등의 하얀 당질, 채소, 과일로는 무순, 오이, 검은 목이버섯, 월과, 미나리, 만가닥버섯, 샐러리, 무, 동과, 토마토, 가지, 여주, 배추, 수세미 외에

동양의학의 따뜻한 레시피

생강드레싱을 곁들인 스팀 채소

스팀 채소(아스파라거스, 순무, 호박, 당근)를 생강즙에 검은깨와 폰즈를 섞은 소스에 버무린다. 마지막으로 들깻잎을 잘게 다져서 얹는다. 유분과 염분이 적고 몸을 따뜻하게 하는 메뉴로, 간의 부담을 줄여서 기력을 되찾아준다.

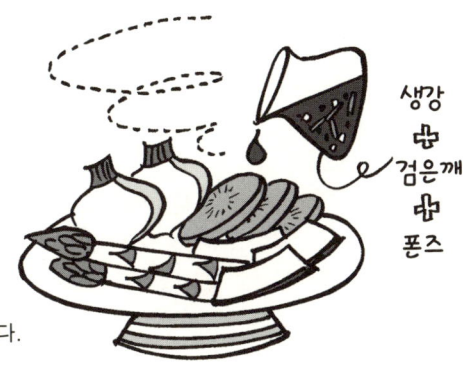

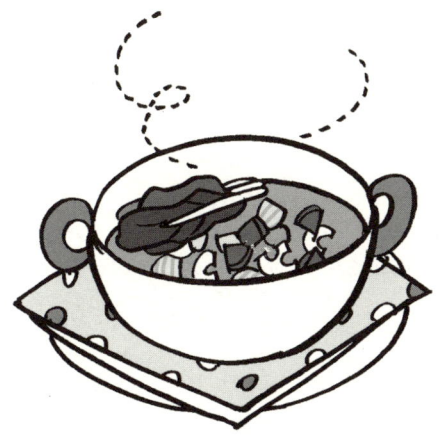

몸을 따뜻하게 하는 뿌리채소 수프

양파, 당근, 연근을 작게 깍둑썰기 해서 보글보글 끓인다. 먹을 때 소송채나 유채꽃을 데쳐서 얹어주면 색감이 좋아진다. 콩소메 수프도 좋고, 다시마나 가다랑어포로 국물을 내도 맛있다. 여유롭게 채소의 단맛을 느껴보자.

시금치, 참외, 쑥, 양배추, 감, 키위, 수박, 배, 바나나, 비파, 귤, 멜론, 유자, 레몬, 파인애플 등이 있다. 커피, 녹차, 청량음료 등도 몸을 차게 하므로 주의하자.

집중력이 떨어졌다

뇌를 지켜주는 에스트로겐의 힘

순간적으로 고유명사가 떠오르지 않는다, 잊지 않으려고 써 놓은 메모지를 어디에 두었는지 찾지 못한다, 다음에 뭘 하려고 했는지 잊어먹었다 등등. 기억력이나 집중력이 떨어졌다고 느낄 때가 있다. 업무량이 많고 스트레스가 쌓이면 뇌도 지치는데, 이는 뇌에서 보내는 '피곤해', '쉬어줘'라는 신호이기도 한 것이다.

   뇌의 기능 저하에도 에스트로겐이 관련되어 있다. 에스트로겐은 뇌의 기능에 크게 영향을 주며, 에스트로겐의 분비가 저하되면 뇌의 기능도 떨어진다. 갱년기에 접어들면 기억력이 나빠지는 건 에스트로겐의 분비가 급격히 줄어들기 때문이다. 젊은 나이라도 난소 기능이 저하되어 에스트로겐의 분비가 적어지면 집중력이나 기억력이 떨어진다.

뇌의 혈류 증진에 효과적인 식품은?

우선은 난소 기능과 뇌 기능을 저하시키지 않는 생활습관을 갖는 것이 중요하다. 음식을 잘 씹어 먹거나 손과 발가락을 자주 움직이는 등 당연한 것 같지만 의식적으로 해주면 증상을 개선하는 데 도움이 된다. 또, 뇌의 혈류를 좋게 하는 데는 은행나뭇잎 엑기스가 좋다.

뇌 속의 전류물질인 인지질을 많이 섭취하는 것도 중요하다. 인지질은 오메가3의 기름, DHA, EPA(정어리 등의 등 푸른 생선의 기름)에 많이 함유되어 있다.

단, DHA와 EPA는 순식간에 산화되는 특징이 있어서, 산화를 막기 위해서는 항산화 작용이 있는 비타민 C와 함께 먹어야 한다. 때문에 고등어나 전갱이에 레몬즙을 뿌려 먹는 것은 이치에 맞는 행동이다. DHA나 EPA는 영양제로도 판매되고 있으니 잘 조절해서 효율적으로 섭취하도록 하자.

충분히 섭취하면 좋은 오메가3와는 달리, 현재 과다 섭취로 문제가 되고 있는 것이 오메가6 기름이다. 식용유, 홍화유, 참기름, 옥수수유, 콩기름, 해바라기유, 달맞이꽃유, 포도씨유 등이 이에 해당된다. 이들은 필수지방산이기 때문에 어느 정도는 섭취해야 하지만, 현대인의 식생활에서는 과잉 섭취하기가 쉽다. 미용과 건강을 위해서도 자제하도록 하자.

뇌와 마음에 효과적인, 눈을 따뜻하게 하는 방법

1. 바닥에 가부좌를 틀고 앉는다.
   코로 4초간 숨을 들이마시고,
   입으로 4초간 내뱉는다.
   10회 반복한다.

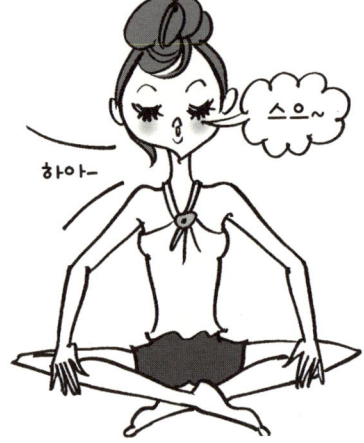

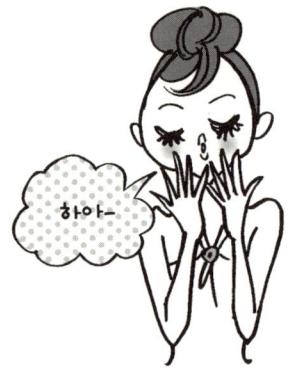

2. 손바닥에 따뜻한 숨을
   하아 하고 내뿜는다.

3. 따뜻한 손바닥을 양 눈에 대고,
   눈 주변을 천천히 따뜻하게 해준다.

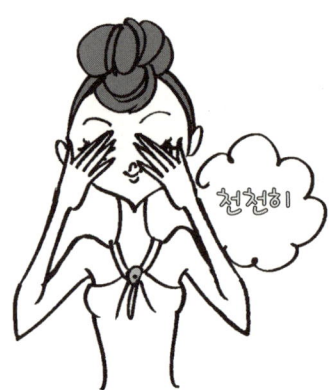

＊콘택트렌즈를 착용하는 사람은 제거한 뒤에 하도록 하자.

눈을 따뜻하게 해서 집중력을 상승시키자!

눈을 따뜻하게 해주면 마음의 증상이 완화되는 경우도 있다.

동양의학과 한방에서는 '짜증은 눈의 피로와 직결되어 있다'고 할 정도다.

따뜻한 수건이나 온습포로 눈 위를 따뜻하게 해주는 것도 좋지만, 심호흡을 해서 기의 순환을 좋게 하고, 손바닥으로 눈을 따뜻하게 해주면 마음이 차분해지는 것을 느낄 수 있다.

잠드는 게 힘들고 깊게 자지 못하는 것 같다

여성호르몬에 있어서 중요한 수면

피곤한데 막상 잠자리에 들면 눈이 말똥말똥해진다. 겨우 잠들었나 싶었는데 새벽에 눈이 떠진다. 숙면을 취하지 못해 항상 피곤하다…….

불면은 누구에게나 일어날 수 있는 증상이다. 그러나 여성의 수면리듬은 여성호르몬과도 관련되어 있다. 여성호르몬은 세로토닌과 멜라토닌 대사에 영향을 주므로, 여성호르몬이 저하되면 수면의

질이 떨어진다.

불면증에 좋은 채소는 무엇일까?

양상추에 함유되어 있는 락투코피크린Lactucopicrin이라는 성분에는 진정작용이 있어서, 잠을 잘 잘 수 있게 한다는 연구 결과가 발표되어 있다. 크기가 작은 것은 반 개, 큰 것은 1/4개 정도를 먹으면 숙면효과를 기대할 수 있다. 그렇게 많이 먹기는 힘들다고 생각하는 사람은 수프나 나물로 만들어 먹어보기 바란다. 의외로 많이 먹을 수 있다.

양파에도 불면증에 좋은 성분이 있다고 알려져 있다. 양파에 함유되어 있는 황화알릴이라는 냄새 성분은 정신과 신경을 진정시키고 짜증을 가라앉히는 진정작용을 한다.

황화알릴은 그 외에도 파, 부추, 마늘, 염교(락교) 등에도 함유되어 있다. 황화알릴은 먹는 것은 물론이고, 냄새를 맡기만 해도 수면을 유도하는 효과를 기대할 수 있다. 양파를 잘라서 침실에 걸어 놓으면 잠을 잘 잘 수 있다. 불면이 고민인 사람은 시도해보기 바란다.

그러나 양파 냄새를 싫어하는 사람도 많을 것이다. 그렇다면 침실에 좋아하는 아로마 향을 피워 놓는 것도 좋다. 부드러운 향의 감귤계 중에 산뜻한 베르가못 향은 수면을 유도하는 효과가 있는 아로마다. 티슈에 1~2방울 떨어뜨려서 머리맡에 놓아두어도 좋다.

숙면을 유도하는 방법

아름다운 피부와 날씬한 몸을 위해서라도 충분한 수면은 매우 중요하다.

매일 약 일곱 시간 정도씩 잠을 자면 대사가 촉진되고, 지친 세포들이 살아난다. 특히 날씨가 추운 겨울에는 신진대사가 떨어지기 때문에, 아름다운 피부와 스타일을 유지하기 위해서도 잘 자는 것이 좋다.

잘 자기 위해서는 질 좋은 수면을 유도하는 '멜라토닌'이라는 수면호르몬의 분비를 활발하게 해주어야 한다. 잠자기 한 시간 전부터 컴퓨터나 TV 시청을 자제하고 강한 빛도 쬐지 말자. 또, 밤에는 방을 너무 밝지 않게 하는 것도 좋은 수면을 위해 중요하다.

마지막으로 수면의 질을 높이고 푹 자기 위한 가벼운 스트레칭을 소개한다. 간단하면서도 효과가 매우 좋으니 꼭 시도해보기 바란다. 목욕 후에 하면 부교감신경이 우위가 되어, 질 좋은 수면을 유도한다.

숙면을 위한 스트레칭

1. 천장을 보고 누운 뒤,
   양 무릎을 모아서 세운다.
   팔을 몸 옆에 쭉 뻗고,
   손바닥은 바닥을 향하게 한다.

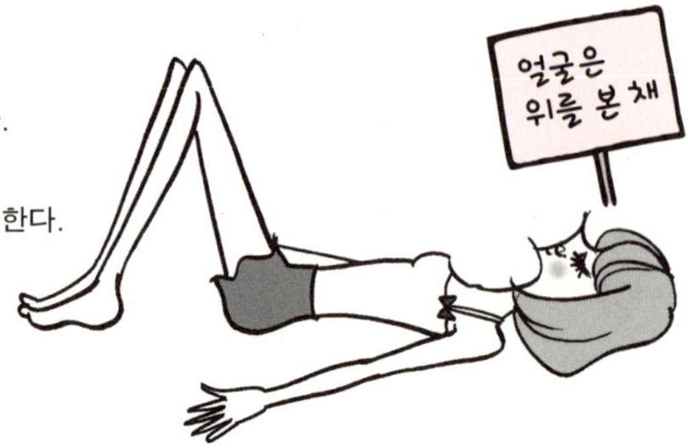

   얼굴은 위를 본 채

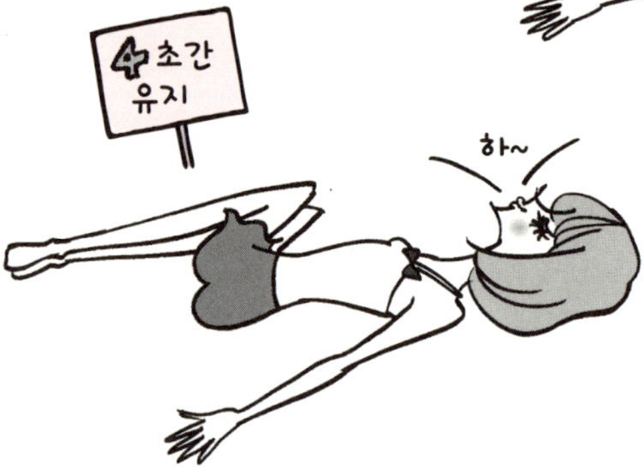

2. 입으로 숨을 뱉으면서
   무릎을 오른쪽으로
   천천히 내린다.
   양 어깨는 바닥에서 떨어지지
   않도록 하는 것이 포인트!

   4초간 유지
   하~

3. 코로 숨을 스으~
   들이마시면서 무릎을
   원래 위치로 되돌린 뒤,
   반대쪽으로도 똑같이 해준다.

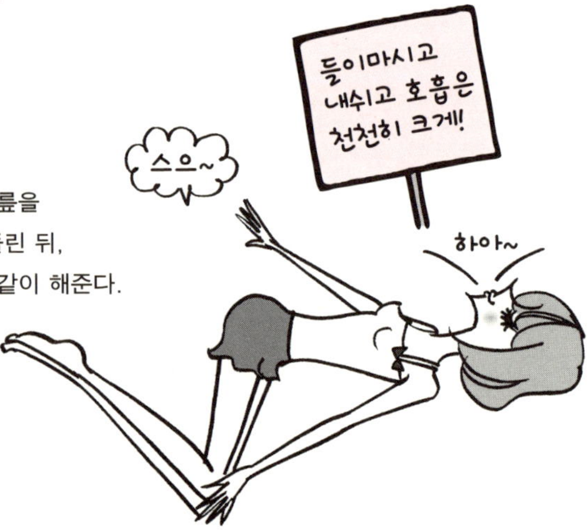

   스으~
   들이마시고 내쉬고 호흡은 천천히 크게!
   하아~

갑자기 울고 싶어질 때가 있다

에스트로겐 저하의 초기 신호일지도 모른다

별거 아닌 일에 코끝이 찡해지고 눈물이 나는 경우, 있을 것이다. 일상생활 중에도 감동하거나 감격하는 일이 많고, 금세 울컥하거나 심해지면 사소한 것에 크게 동요하거나 마음에 상처를 입기도 한다. 사고 뉴스에 충격을 받아서 우울 증상이 심해지는 사람도 있다.

이는 지나친 스트레스로 인해 마음에 피로가 쌓여 에스트로겐 분비가 저하되면서 정신적으로 자극받기 쉬운 상태에 빠져 있기 때문일지도 모른다. 갱년기가 되면 스트레스에 민감해지고, 쉽게 동요해서 눈물을 글썽이는 사람이 적지 않다. 사소한 일에 눈물을 흘리는 건, 에스트로겐의 기능이 저하되기 시작했다는 초기 신호다. 눈물이 많아진 정도라면 괜찮지만, 증상이 심해져서 사소한 사건에 심한 충격을 받고 울거나 한다면, 정신과나 상담센터에서 진찰을 받아보자.

한약도 효과가 좋다. 쉽게 가라앉는 마음과 불안을 완화시켜주고, 기분을 끌어올려준다. 나는 마음이 지쳤을 때나 숙면을 취하지 못할 때만 억간산가진피반하抑肝散加陳皮半夏를 마시고 있다.

밤을 어떻게 보내느냐가 중요하다

마음이 지쳐 있을 때는 밤을 느긋하게 보내는 환경을 만드는 것이 중요하다.

신경을 흥분시키는 카페인이 들어간 커피나 홍차, 녹차는 자제하고, 따뜻한 허브티나 호지차를 마시자. 컴퓨터나 휴대전화 사용을 가능한 한 자제하고, 30분이라도 좋으니 편안하게 쉴 수 있는 시간을 만들자. TV와 휴대전화는 가능하면 꺼 두는 것이 좋다.

그리고 목욕은 이른 시간에 하도록 하자. 이른 시간에 목욕을 하면 여유롭게 쉴 수 있는 시간이 생긴다. 목욕은 우리 몸을 적당히 피로하게 해서 쾌면을 돕는다. 좋아하는 입욕제나 아로마 오일을 욕조에 몇 방울 떨어뜨려주면 기분전환 효과가 있다.

나는 마음이 지쳤을 때 캐모마일 입욕제를 사용한다. 몸속부터 따뜻하게 하고, 마음을 편안하게 해서 잠도 잘 오고, 짜증에도 좋다.

목욕 후에는 느긋하게 매니큐어를 바르거나, 얼굴 팩을 하는 등 셀프 케어를 하면 마음이 긍정적이 된다.

잠자리에도 빨리 들도록 하자. 베개 커버나 시트를 촉감이 좋은 것으로 바꾸거나, 좋아하는 향을 즐길 수 있는 방법을 궁리하는 등 잠자리에서도 편안한 시간을 보낼 수 있는 환경을 만드는 것이 중요하다.

아침의 빛과 자연의 힘으로 기운차게!

아침에 태양 빛을 쬐면 기운이 난다. 창을 열고 빛을 쬐면서 심호흡을 하는 것도 좋지만, 가능하면 출근 전 20분 정도라도 좋으니 밖에 나가 걸어보자.

상쾌한 공기를 가슴 가득 들이마시며 초록을 바라보고, 새나 곤충의 울음소리에 귀를 기울이고……. 조금 이른 시간에 집을 나서서 역 하나 정도의 거리를 걷기만 해도 하루가 달라진다. 자연의 힘을 받아서 하루를 기분 좋게 보낼 수 있을 것이다.

주로 실내에 앉아서 일을 한다면 눈앞의 일에 쫓기느라 시야가 좁아지기 쉽다. 도시에서도 자연을 느낄 수 있는 공원에만 나가도 시야가 넓어진다.

잠들기 전 이불 속에 들어가서 이런 주문을 외워보자.

"오늘은 즐거운 하루였어. 내일은 어떤 좋은 일이 기다리고 있을까?"

"오늘 하루, 나는 열심히 했어. 잘했어!"

분명 내일은 더 좋은 하루가 될 것이다.

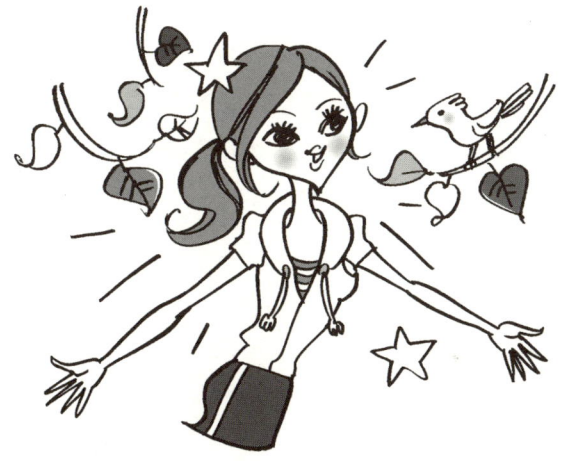

column4
몸과 마음의 피로를 풀고 싶을 때

캐모마일 작용으로 스트레스나 긴장에서 해방되자!

대표적인 허브로 모두가 잘 알고 있는 캐모마일.

진정, 긴장 완화 효과, 소염, 보습작용, 발한작용, 생리나 갱년기의 항우울 작용 등이 있어서 유럽에서는 오래전부터 만능 허브로 애용되고 있다.

특히 스트레스나 긴장으로 인한 여러 가지 마음의 병에 효과가 있다. 짜증이나 불면, PMS, 생리통 등의 증상을 완화시켜준다. 또, 습진이나 피부 트러블 등 피부 염증에 최적이며, 민감한 피부를 지켜준다.

허브티로 마셔도 좋고, 캐모마일로 목욕을 해도 몸속 깊숙한 곳부터 따뜻해져서 좋다.

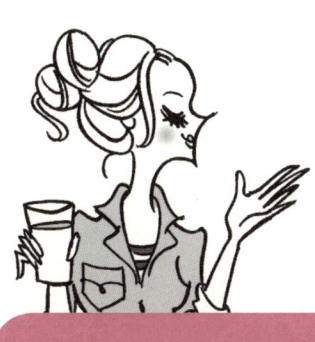

Part 5
성인 여성을 위한 여성호르몬 집중 강좌

여성호르몬과 여자의 일생

여성호르몬의 변화와 난소의 일생

한 달 동안 변화하면서 마법 같은 일을 벌이는 여성호르몬은 여성의 일생 동안에도 계속해서 변화해간다.

여성호르몬의 변화는 난소의 일생과 연관되어 있다. 난소는 여성의 일생과 함께 성장해가는데, 장기 중에서 가장 수명이 짧아서 약 50년 만에 일생을 마감하고 만다. 이것이 바로 폐경이다.

난소가 활약하는 기간은 사춘기에서부터 갱년기까지의 약 30년간이다. 최고 전성기는 20세 정도부터 35세 정도까지로 이 시기가 임신과 출산에 최적인 때. 원래 꽃의 수명은 짧은 것이다.

30대 후반에 접어들면 난소는 급격하게 노화되기 시작하면서 여성호르몬의 분비도 점점 줄어든다.

난소가 잠드는 50세경이 되면 여성호르몬은 거의 분비되지 않고, 생리도 하지 않게 되어 폐경에 이른다.

라이프스타일은 바뀌었지만······

이처럼 난소의 수명이나 여성호르몬의 변화는 지금이나 예전이나 크게 달라지지 않았지만, 여성의 라이프스타일은 크게 바뀌었다.

먼저 수명이 길어졌다. 과거에는 여성의 수명이 약 50년 정도로 폐경쯤에는 인생을 마감하곤 했다.

그러나 현대로 접어들면서, 여성의 라이프스타일은 크게 바뀌었다. 영양과 위생상태가 좋아지면서 현재 여성의 평균수명은 86세 이상이며, 고학력이 되었고 직업을 가지는 것도 일반적인 현상이 되었다.

또, 임신과 출산 횟수가 줄어들면서 생리 횟수가 많아졌다.

생리 횟수는 과거 여성의 아홉 배!

우리가 일생 동안 몇 번의 생리를 하는지 알고 있는가?

약 450번이다. 그런데 과거 여성의 생리 횟수는 고작 50회 정도였다.

예전에는 결혼이 빠르고 아이도 7~8명 정도를 낳는 여성이 드물지 않았다. 임신, 출산, 수유를 7~8회나 반복했기 때문에 생리 횟수가 이렇게 적었던 것이다. 하지만 폐경 시기는 평균 50.5세로 예전이나 지금이나 거의 달라지지 않았다.

이처럼 생리 횟수가 극단적으로 늘어나면서 여성은 다양한 질환과 병을 안게 되었다.

유방암이나 자궁암, 자궁내막증 등의 병이 늘어난 건 서구화된 식생활 탓도 있지만 여성의 라이프스타일이 변하면서 아이를 낳는 횟

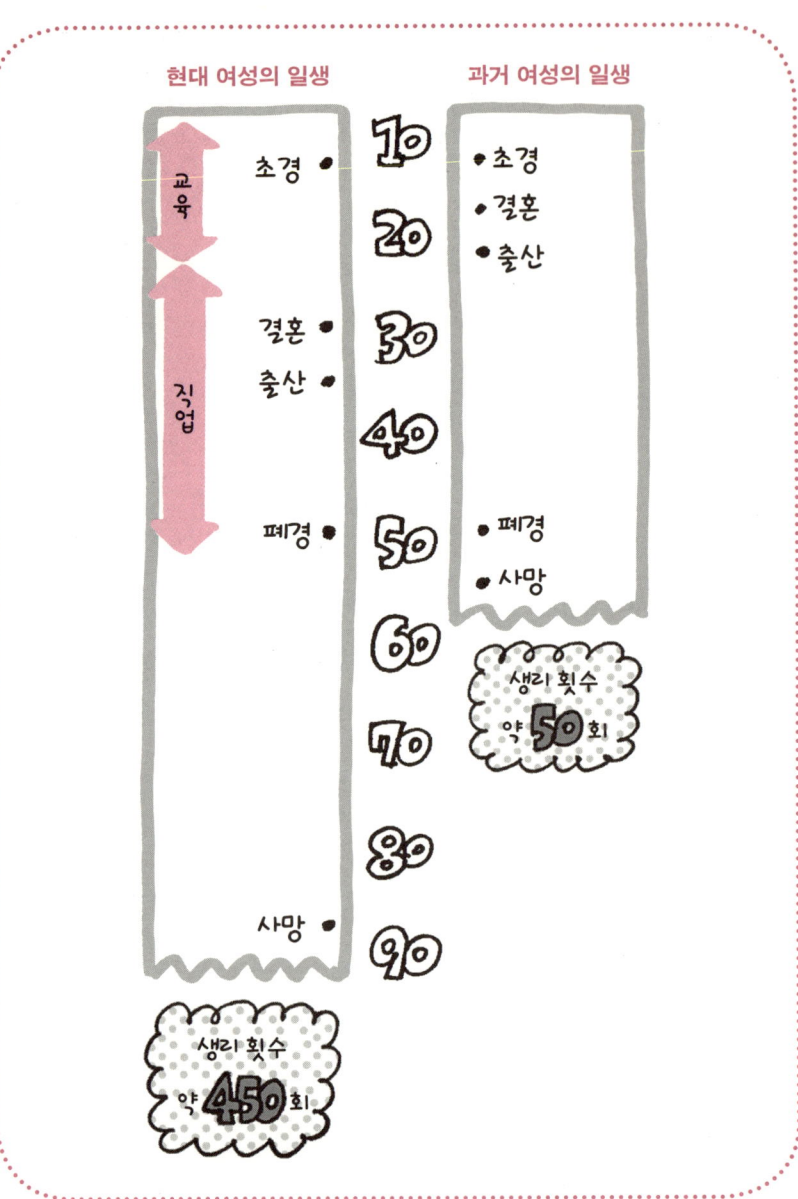

수가 줄고, 생리 횟수가 늘어난 영향이라고도 할 수 있다.

생리가 끝난 뒤의 인생이 길어지다

여성의 평균수명은 예전에 비해 30년 이상 늘어났다. 이것은 폐경 후, 생리가 끝난 뒤의 인생이다.

여성호르몬의 분비가 저하되는 폐경 시기는 보통 45세부터 55세 사이로 평균 50.5세다. 긴 인생의 중간 지점이다. 여성으로 살아가는 인생의 반환점이 폐경인 것이다.

그런데 생물학적인 전성기는 대개 20대 후반부터 30대다. 그 시기를 넘어서 40대에 접어들면 여성호르몬이 조금씩 줄어들고 초기 갱년기를 맞게 된다. 그리고 40대 후반이 되면 갱년기에 접어들면서 여러 가지 신체 변화가 나타나기 시작하는 것이다.

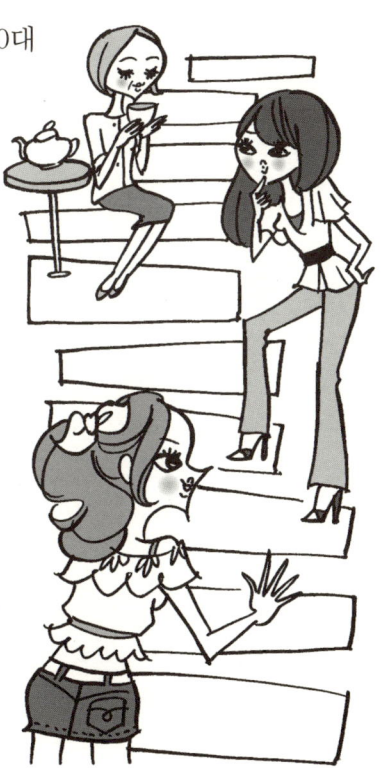

여기부터가 긴 여정이다. 이제부터 여성은 초기 갱년기부터 갱년기에 철저히 대비해야 한다. 갱년기 이후에 시작되는 인생의 후반전을 어떻게 살아갈지가 여기에 달려 있다. 좀 더 자세히 말하면, 20~30대를 어떻게 보냈는지에 따라 갱년기 이후의 인생이 크게 달라진다.

따라서 생리나 여성호르몬의 상태를 잘 이해하고, 여성호르몬에 대한 대책을 마련하는 건 아름답고 건강하게 살아가기 위해 절대 빼놓아서는 안 되는 사항인 것이다.

여성호르몬과 생리와의 관계

자궁과 난소는 어디에?

여성호르몬에 대해 잘 알기 위해서는 자궁과 난소의 기능 그리고 생

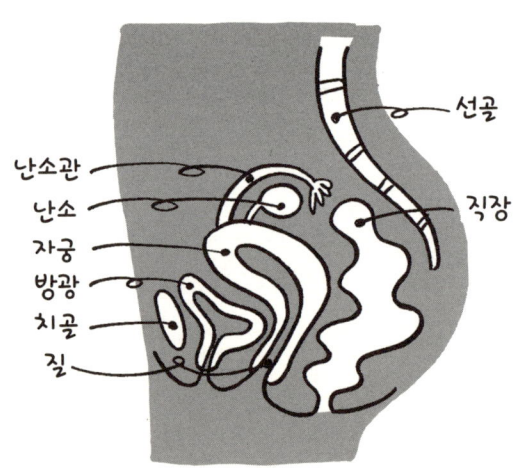

리 구조에 관해서도 알아두어야 한다. 여성 특유의 신체기관인 자궁과 난소는 아름다운 여자의 길을 걷는 데 중요한 역할을 한다.

먼저 자궁과 난소가 있는 위치를 확인해보자.

자궁은 달걀 정도의 크기로 배꼽 아래, 방광과 직장 사이에 위치하고 있다. 서양 배를 거꾸로 해서 납작하게 누른 모양이다.

그리고 자궁의 좌우 양쪽에 하나씩 있는 것이 난소다. 엄지손가락 마디 하나 정도의 크기이며 아몬드 모양을 하고 있다. 이곳에 20~30대 중반의 여성은 약 5만 개의 난자를 저장하고 있는데, 매월 배란을 할 때마다 조금씩 줄다가 30대 후반에서 40대가 되면 그 수는 약 1~3만 개가 된다. 그리고 폐경이 가까워지면 약 5,000개까지로 줄어든다.

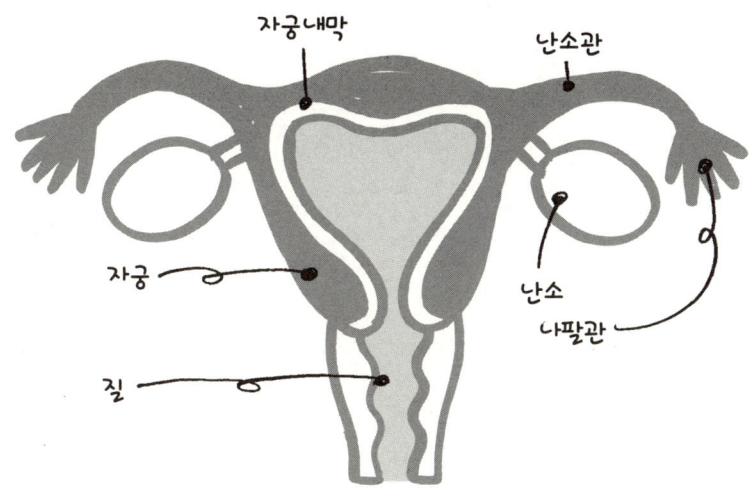

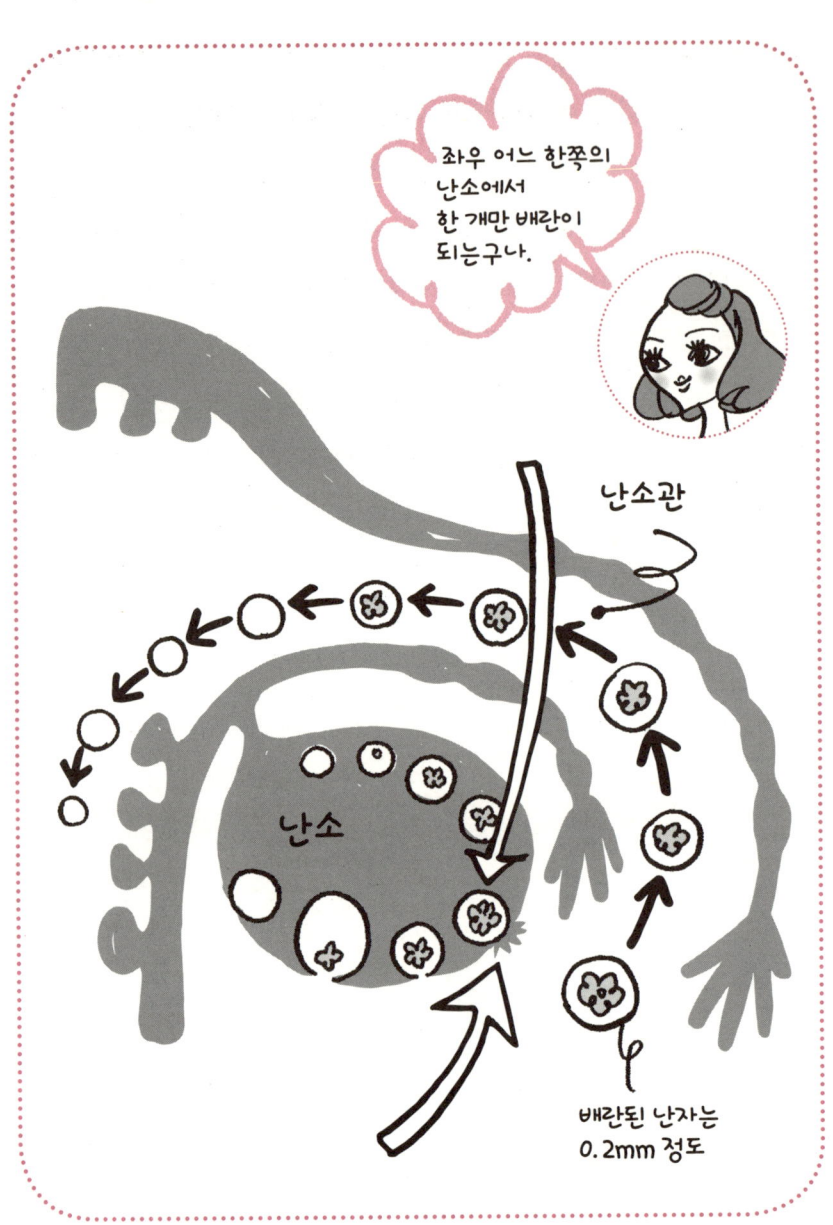

매월 여성의 몸에서 일어나는 '배란'이란?

난소에서는 난자의 근원인 난포가 순서대로 자라고 있다. 드디어 성숙한 난포가 되면, 난소 내벽에 붙어 있던 연어 알처럼 생긴 난포 한 개가 빠직하고 터지면서, 난자 하나가 어느 한쪽의 난소에서 퐁 하고 빠져나온다. 이것이 배란이다.

배란이 된 난자는 말미잘처럼 생긴 나팔관 속으로 빨려 들어간다. 그리고 무사히 나팔관에 도착하면 난자는 난소관 속을 지나 자궁으로 향한다.

이 난소관에서 난자와 정자가 만나면 수정이 일어나서 수정란이 되고, 임신으로 이어지게 된다. 그러나 현대 여성은 일생 동안 한 명, 또는 두 명의 아이밖에 낳지 않기 때문에 난자가 정자와 만나는 건 일생 동안 한 번, 많아도 몇 번뿐이다. 그 외의 난자는 스물네 시간 안에 자연스럽게 사라진다. 이렇게 생각하면 난자의 생명은 참으로 허무하기 짝이 없다.

임신이 되지 않으면 시작되는 생리란 도대체 뭐지?

난자가 난소 밖으로 뛰쳐나갈(배란될) 준비를 할 때쯤, 자궁은 정자와 만나 합체한 난자가 수정란이 되어 찾아오기를 기다린다. 자궁내막을 조금씩 두껍게 하고 수정란을 키우기 위한 푹신푹신한 침대를 만들며 준비를 하는 것이다.

하지만 임신이 되지 않으면 애써 준비한 침대도 쓸모가 없어진다.

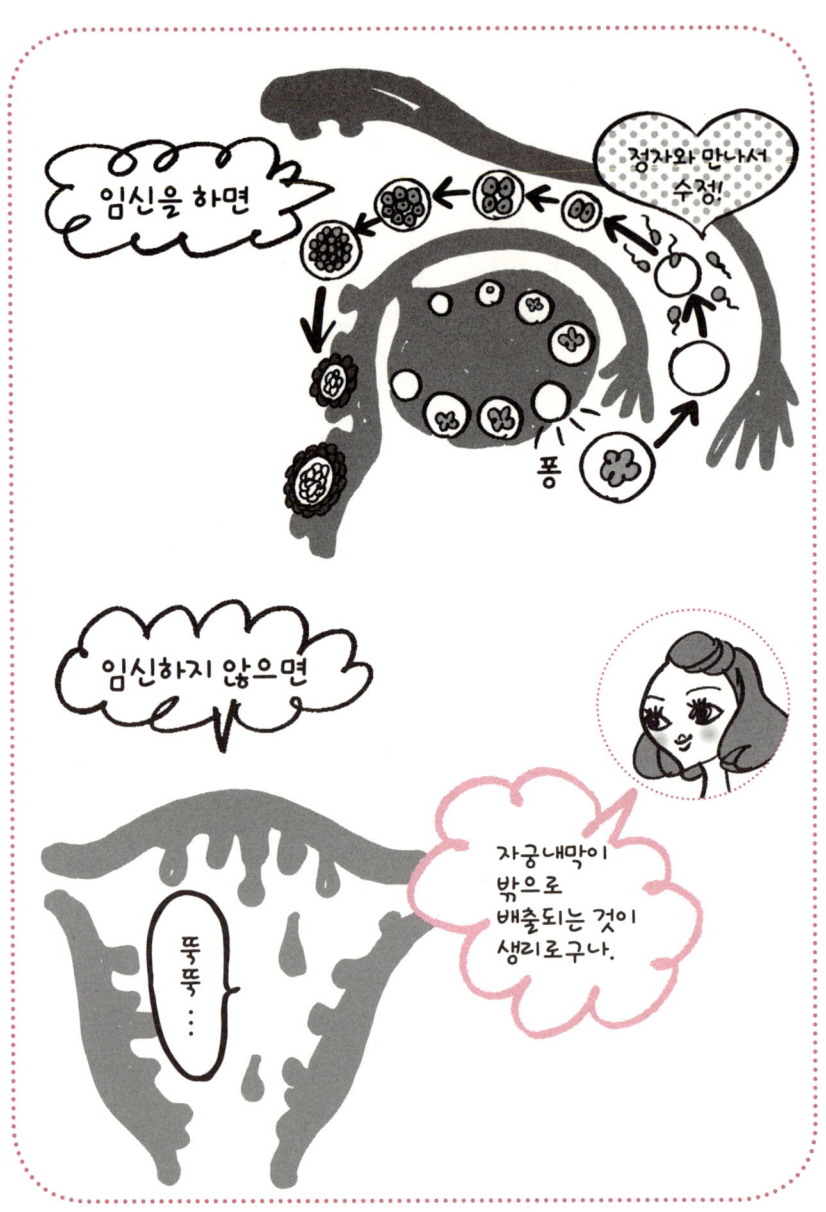

쓸모없게 된 자궁내막은 깨끗하게 청소되어 몸 밖으로 배출되는데, 이것이 바로 생리다.

임신을 하게 되면 자궁내막은 수정란의 침대로 사용되기 때문에, 밖으로 배출되지 않는다. 때문에 임신이 되면 생리를 하지 않는 것이다.

하지만 임신을 하지 않으면 생리를 하게 되고, 생리로 깨끗하게 청소된 자궁은 다음 달이 되면 다시 수정란의 침대를 만들기 시작한다. 여성의 몸은 이런 일을 매월 반복하고 있는 것이다.

여성의 일생 동안 가장 많이 발생하는 병은?

여성의 일생에는 다이내믹한 파도가 있다

여성의 몸과 마음과 피부는 여성호르몬의 주기에 의해 좋게도 나쁘게도 영향을 받고 있다는 걸 잘 알았을 거라 생각한다. 생리주기에 따라 건강한 몸과 긍정적인 마음을 가질 수도 있고, 괴로운 증상들 때문에 절망하는 경우도 있을 것이다.

여성의 몸과 마음에 일어나는 변화는 이렇게 한 달 주기로 일어나는 여성호르몬의 변화에 의한 것만이 전부는 아니다.

여성의 일생에는 초경, 임신, 출산, 폐경이라는 다이내믹한 파도가 있다. 여성의 일생 동안 일어나는 이러한 몸과 마음의 변화나 리듬을 만드는 것 역시 여성호르몬인 것이다.

어릴 적 자신을 떠올려보자. 사춘기에 생리가 시작되고 한동안은 생리주기도 불안정하고 몸과 마음에 트러블이 많지 않았는가? 생리불순이나 생리통 등이 생기고, 여드름이 생기거나 정신적으로 불안정해져서 짜증을 내거나……. 사춘기에 몸 상태나 심리적으로 불안정했던 것은 여성호르몬의 소행이기도 했던 것이다.

20~30대 성숙기의 여성의 특징

그러나 20~30대의 성숙기에 접어들면 몸도 마음도 차츰 안정되어 간다. 이 시기가 인생에 있어서 여성호르몬의 균형이 가장 좋고 임신과 출산에도 적절한 시기다.

한편, 출산 후 산후우울증이 생기거나 기분이 가라앉거나 하는 것은 임신과 출산이라는 큰일을 겪으면서 여성호르몬의 균형이 무너졌기 때문이다.

더 나아가 불임증, 월경곤란증, 자궁근종, 자궁내막증, 난소종양, 자궁경부암, 성감염증, 우울증, 교원병이나 갑상선 질환 등 성숙기에 일어나기 쉬운 트러블이나 병도 있다.

갱년기가 되면 여성호르몬이 급격히 감소한다

성숙기를 지나면 여성호르몬의 분비는 서서히 하향선을 타다가 갱년기에 돌입한다. 그리고 폐경을 맞으면서 여성호르몬은 단숨에 분비량이 줄어들기 시작한다. 여성호르몬이 줄어들면서 노화가 진행되고 여러 가지 트러블이 생기고 병에 걸리기 쉬워진다.

이처럼 여성을 아름답게 빛나게 하는 것도, 트러블이나 각종 질환을 일으키는 것도 여성호르몬의 변화에 의한 영향이다. 여성호르몬은 이렇게 우리 여성의 일생에 크게 관여하고 있는 것이다.

몸과 마음의 변화에 따라 일어나기 쉬운 여성 특유의 트러블이나 질병에 관해 알고 있으면 대처법도 알 수 있고, 예방을 위해 현명하게 병원이나 클리닉 등의 시설을 이용할 수도 있을 것이다.

여성호르몬의 변화와 질병과의 관계

여성호르몬은 연령에 따라 분비량이 변화한다. 때문에 주의해야 할 트러블이나 병도 연령에 따라 다르다.

10~20대 초반에 걸쳐서 많은 것은 생리 이상(생리가 오지 않는다, 불순, 생리통), 월경전증후군(PMS), 여드름, 성감염증(STD), 흡연, 섭식장애 등이다.

20대 후반~40대 초반에 걸쳐서 많은 것은 불임증, 월경곤란증, 자궁내막

여성호르몬의 일생과 여성에게 일어나기 쉬운 병과 증상

- 생리 이상
  (생리가 오지 않는다, 불순, 생리통)
- 월경전증후군(PMS)
- 여드름
- 성감염증(STD)
- 섭식장애

- 불임증
- 월경곤란증
- 자궁내막증, 자궁근종, 난소난종
- 자궁암
- 교원병, 갑상선 질환 등

여성호르몬
(에스트로겐)의 양 →

월경 시작 | 임신·출산
사춘기 | 성숙기

연령 | 10세 | 20세 | 30세

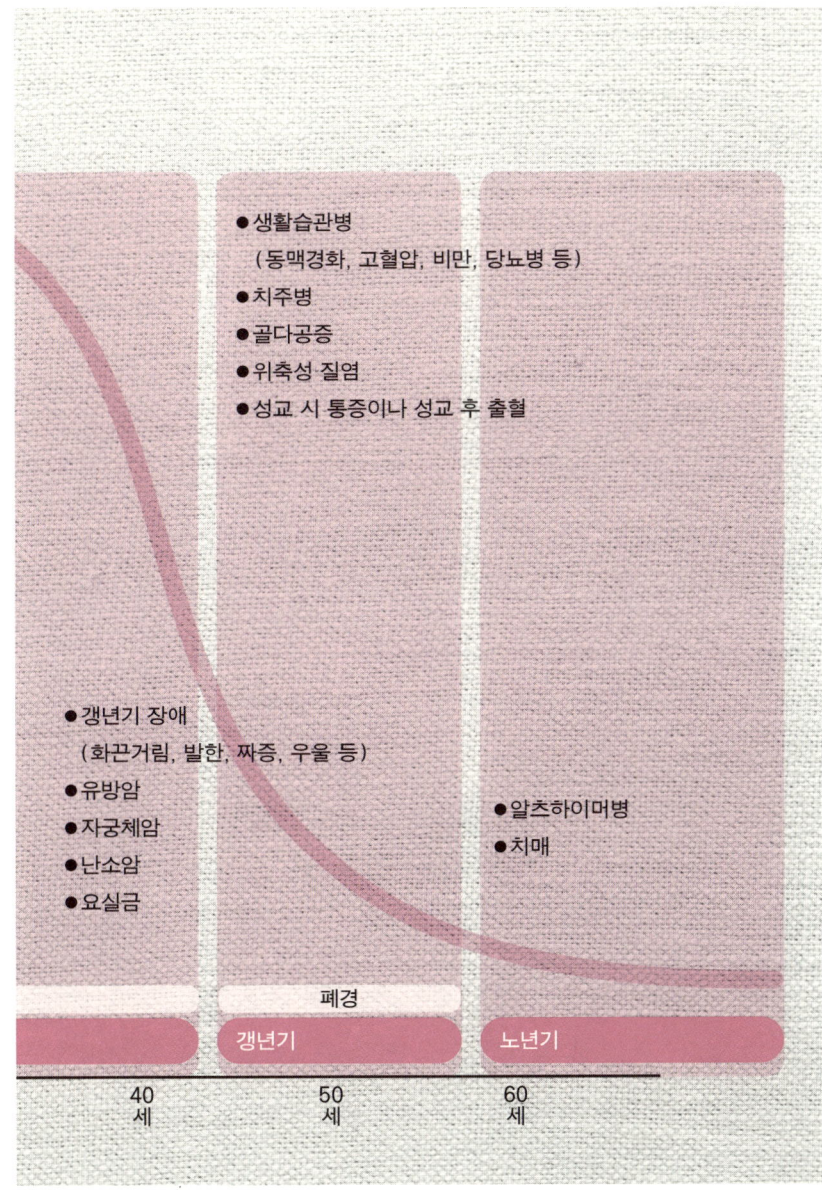

Part 5_ 성인 여성을 위한 여성호르몬 집중 강좌

증, 자궁근종, 난소종양, 자궁경부암, 우울증, 교원병, 갑상선 질환 등이다.

여성호르몬에 의해 몸과 마음이 어떻게 변화하는지 확실하게 알고, 아름다움과 건강을 지키는 셀프케어에 활용하자.

조심해야 할 병 & 트러블은?

여성호르몬의 분비가 순조롭고, 몸도 마음도 충실한 성숙기는 20세부터 45세 정도까지다. 하지만 산부인과 질환이 생길 위험이 조금 높아지거나, 다가올 갱년기에 대비해야 하는 중요한 시기이기도 하다.

이제부터 성숙기에 일어나기 쉬운 트러블이나 대표적인 질환에 대해 예를 들려고 하니, 예방에 활용하기 바란다. 지식이 있으면 어떤 검진을 받아두어야 하는지 알 수 있고, 이상증상이 생겼을 때 조기에 발견할 수 있다.

신경 쓰이거나 잘 모르는 것이 있을 때는 여성호르몬 전문가인 산부인과 의사에게 상담을 받자. 성인 여자라면 담당 산부인과 의사를 두는 것도 중요하다.

여성의 인생은 보석상자와 같다. 뚜껑을 열면 멋진 보석이 가득 채워져 있다. 보석 상자 안의 보석을 잘 손질하고 광을 내두어야 한다. 그러면 언제까지고 보석처럼 아름답게 빛날 수 있을 것이다.

성숙기의 대표적인 트러블 & 질환

20~30대에 자신의 몸을 어떻게 관리하는지에 따라 갱년기나 노년기의 인생이 크게 달라진다.
우선은 여기에서 소개하는 성숙기에 일어나기 쉬운 몸과 마음의 트러블과 질환에 대해 알고 예방에 활용하자.

월경곤란증
(생리통)

월경혈이 자궁 밖으로 제대로 배출되지 못하거나, 월경혈을 밖으로 내보내려고 자궁이 수축되면 일어난다. 냉증이나 긴장, 자궁 발달의 미숙(자궁 경직) 등으로 일어나기 쉽다. 통증이 심한 경우에는 참지 말고 빨리 산부인과에 가 진찰을 받자. 정상적인 생리는 거의 아프지 않다.

월경불순
(생리불순)

정상적인 생리주기는 25~38일로, 생리주기가 6일 이내에서 변동되는 것은 정상이다. 생리가 유지되는 기간은 3~7일 정도다. 이 기간에서 다소 어긋나는 정도라면 문제없지만, 생리를 한 달에 두 번 하거나, 2개월 이상 하지 않거나, 또는 양이 갑자기 많아지거나 적어지거나, 기간이 짧아지거나, 끝나지 않고 질질 계속되는 등의 증상이 있다면 산부인과에서 진찰을 받자. 자궁이나 난소에 숨은 질환이 있을지도 모른다.

월경전증후군
(PMS)

PMS는 생리 전에 나타나는 복통, 두통, 변비, 부종, 유방 통증, 짜증, 수면 장애 등의 다양한 증상으로, 월경전긴장증이라고도 한다. 생리가 시작되면 증상이 사라졌다가, 다시 다음 생리 전에 나타난다. 일상생활에 지장을 주는 정도라면 산부인과에 가보자. 저용량 피임약이나 한약 등을 복용하면 증상이 상당히 개선된다.

자궁근종

자궁에 생긴 양성종양으로, 성인 여성의 4~5명 중 한 명은 가지고 있다고 알려져 있다. 근종이 어느 정도 크기로 자라기 전까지는 자각증상이 없기 때문에 검진을 받지 않으면 알지 못하는 사람도 많다. 크기가 5~6cm 정도가 되면 수술로 제거하는 경우가 많다. 악성으로 변하는 경우는 없지만 생리 출혈 양이 늘어서 빈혈이 생기거나, 하복부 통증이나 요통이 심해졌다면 빨리 치료받도록 하자.

자궁내막증

자궁내막이라는 조직이 자궁이 아닌 난소나 자궁 주변에 생겨서 증식하는 병이다. 생리통이 심해지고, 생리를 하지 않을 때도 복부나 허리에 심한 통증을 느끼는 사람도 있다. 2,30대 여성에게서 늘고 있다. 또, 최근 아주 소수이지만 40세 이후의 여성 중 자궁내막증이 암으로 변한(난소암) 사례도 보고되어 있다. 생리를 할 때마다 통증이 점점 심해진다면 바로 검사를 받고 치료하도록 하자. 정기적으로 통원하고 꾸준히 체크하는 것이 좋다.

성감염증
(STD)

성감염증에는 클라미디아 감염증, 임균淋菌, 성기헤르페스, 첨규콘딜로마, 질 트리코모나스증, 질 칸디다증, 매독, 에이즈 등이 있다. 본인의 건강을 해칠 뿐 아니라, 파트너에게 감염시키거나 불임의 원인이 되기도 한다. 가려움, 냉의 냄새나 색의 변화, 사마귀, 종양 등의 증상이 있다면 바로 진찰받도록 하자. 가능하면 파트너와 함께 진찰받는 것이 좋다. 자신이 감염되었다는 걸 깨닫지 못하는 경우도 많으므로 성감염증 예방을 위해 성관계를 할 때는 반드시 콘돔을 사용하도록 하자.

자궁경부암

자궁 입구에 생기는 자궁경부암은 성관계로 인해 감염되는 인유두종 바이러스(HPV)가 원인으로 알려져 있다. 성관계를 한 경험이 있는 사람이라면 누구나 걸릴 수 있는 병으로, 20~30대 여성이 걸리는 암 중에 가장 많은 암이다. 초기에는 자각증상이 없고, 병이 진행되면 성교 후에 출혈이 있거나, 냉에 피가 섞여 나오거나 한다. 아무런 증상이 없어도 자궁암 검사는 1년에 한 번 정기적으로 빼놓지 말고 받도록 하자. 정기적으로 검사를 받으면 암이 되기 전에 조기에 발견할 수 있다. 또, 자궁경부암 예방 백신도 있으니, 20~40대 여성은 검진과 함께 백신접종을 해두는 것이 좋다.

난소암

최근 증가 경향을 보이고 있으며, 10대에서 고령자까지 폭넓은 연령층에서 나타난다. 조기발견이 어려운 데다 여성 암 중에 가장 완치되기 어려운 암이다. 초기에는 자각증상이 없어서 발견이 어려운 암이기도 하다. 1년에 한 번 자궁암 검사 시에 경질초음파검사를 받아서 난소에 이상이 없는지 살펴보도록 하자.

유방암

여성의 유방암은 매년 증가하고 있다. 유방암은 유방과 유방 주변의 림프에 발생하는 암으로, 40대부터 많이 나타난다. 2년에 한 번 정기적으로 맘모그래피 검진을 하면 조기에 발견할 수 있다.

유방암은 조기에 발견하면 무섭지 않은 병이다. 혈연자(엄마, 자매, 할머니) 중에 유방암이나 난소암에 걸렸던 가족이 있는 경우, 또는 혹이 만져지거나 유두의 분비물 등에 이상이 느껴진다면, 스스로 판단하지 말고 유선乳腺외과 전문의에게 진찰을 받도록 하자. 유선외과가 어디에 있는지 잘 모르는 경우에는 산부인과에서 유선외과 전문의를 소개받으면 된다.

불임증

임신을 바라고 피임하지 않고 성관계를 하고 있는데 2년 이상 임신이 되지 않는 경우를 불임증이라고 한다. 생리통이나 생리불순이 심하거나, 35세 이상의 여성인 경우 임신을 바란다면 조기에 산부인과에서 진찰을 받도록 하자. 진찰을 받을 때는 2~3개월치의 기초체온표를 지참하면 치료에 도움이 된다. 여성의 경우는 한 차례의 불임 검사를 받는 데 3개월 정도가 걸리는 것이 일반적이다. 남성에게 원인이 있는 경우도 많으므로 파트너도 함께 검사 받도록 하자.

교원병

교원병은 전신에 일어나는 자기면역질환으로 여성에게 많으며, 20~30대에도 발병한다. 관절 류머티즘, 전신성 에리테마토데스, 강피증, 쇼그렌 증후군, 다발성 근염, 피부근염, 혈관염증후군 등의 병이 포함되어 있다. 교원병의 종류에 따라 다르지만, 관절 염증, 미열, 피부 염증 등 다양한 증상이 나타난다. 자각증상이 있는 경우 자기면역질환과 교원병 전문의에게 진찰을 받자. 검진에 관절 류머티즘 등 교원병의 혈액검사가 포함되어 있는 경우도 있다. 검사 항목이 없다면 검진할 때 함께 받도록 하자.

갑상선 질환

여성에게 많고 20~40대에 많이 걸리는 질환이다. 갑상선 호르몬이 분비되는 갑상선 기능에 이상이 생기는 병으로 바제도병(안구 돌출 갑상선종), 하시모토병 등이 대표적이다. 주로 나타나는 자각증상으로 바제도병은 동계(심장이 두근거림), 불면, 먹는데도 살이 빠진다, 이상하게 땀이 난다, 맥이 빠르다, 설사, 고혈압 등이 있다.
하시모토병은 얼굴이 붓는다, 나른하다, 금세 피로해진다, 먹지 않아도 살이 찐다. 월경 이상, 피부 건조, 맥이 느리다, 변비, 저혈압 등의 증상이 나타난다.
갑상선의 혈액검사는 일반 검진에는 포함되어 있지 않은 경우가 많으므로 신경이 쓰인다면 병원에서 별도로 검사를 받도록 하자.

우울감

의욕이 없다, 나른하다, 불면, 식욕부진, 이유 없이 슬프다, 무엇을 해도 즐겁지 않다 등의 증상이 나타난다. 결혼, 출산, 이사 등 환경에 변화가 많은 시기에는 우울감에 빠지기 쉽다. 또, 출산 이후에 산후우울증 등의 우울감에 빠지는 경우도 있다. 우선은 몸과 마음을 편안하게 쉬게 하고, 그래도 우울 증상이 계속된다면 정신과나 심료내과에서 진찰을 받자.

🌸 병원에 가자!

증상이 없어도 정기적으로 검진을 받자

이상증상이 없어도 정기적으로 검진을 받는 것이 중요하다. 임신하고 처음으로 산부인과를 찾는 여성이 많은데, 임산부 검진에서 자궁경부암이나 자궁근종, 성감염증이 발견되는 여성도 적지 않다. 또, 불임증의 원인이 되는 병이 숨어 있을 가능성도 있다.

산부인과 검진뿐만 아니라 내과 검진도 반드시 받아두자. 35세를 넘기면 혈당치와 혈압이 올라가서 내장 기능이 약해진다. 또, 갑상선 이상도 30대에 많이 나타나는 병이다. 불임이나 유산의 원인이 되기도 하므로 임신 전에 반드시 검진을 받아두는 것이 좋다.

🌸 저용량 피임약, 그것이 알고 싶다

'저용량 피임약'에 관한 의문에 답한다

저용량 피임약은 피임약이기도 하지만, 월경곤란증(심한 생리통)이나 자궁내막증을 치료하는 약이기도 하다. 저용량 피임약을 복

정기적으로 받아둘 검사

- [ ] **자궁경부암 검사**
- [ ] **내진, 초음파검사**
  자궁근종과 자궁내막증 등 자궁과 난소 체크
- [ ] **냉 검사**
  클라미디아 감염증, 트리코모나스증, 칸디다,
  임균淋菌 등의 성감염증 체크
- [ ] **혈액검사**
  빈혈 체크 등의 일반적인 혈액검사, 간 기능, 신장 기능,
  지질, 혈당 검사 등
- [ ] **혈액검사**
  HIV, 매독, B형 간염, C형 간염 등의 감염증 체크,
  풍진항체 수치 체크 등
- [ ] **신장, 체중**
- [ ] **혈압**
- [ ] **소변검사**
  단백, 당, 잠혈
- [ ] **심전도**
- [ ] **흉부 엑스레이 촬영**
- [ ] **교원병, 갑상선 기능 혈액검사**
- [ ] **포도당 부하검사**(가족에게 당뇨병이 있는 경우)

용하면 생리통과 출혈 양이 절반 이하로 줄어드는 경우가 많아서, PMS(월경전증후군)에도 효과가 있다고 알려져 있다. 여성호르몬과 관련된 이상증상을 해결하는 강력 아이템으로서 알아두자.

피임약의 성분과 기능은?

여성호르몬인 에스트로겐과 프로게스테론을 함유한 약(정제)이다.

피임약을 먹으면 먹는 동안에는 난소가 쉬기 때문에 임신이 되지 않는다. 아무리 배란과 수정을 해도 자궁내막이 임신에 대비해 준비를 하고 있지 않기 때문에 착상이 되지 않는다. 또, 자궁경관 점액의 끈적거림이 강해져서, 정자가 자궁 안으로 들어오기 어려워지게 하는 작용도 한다.

피임약의 복용 방법은?

대개 매일 정해진 시간에 하루 한 번 1정을 빼놓지 않고 복용한다. 3주간 피임약을 복용하고 일주일간 쉬는 복용법이 일반적이다. 이 일주일 동안 가벼운 출혈이 일어난다.

부작용은 있나?

복용을 시작하고 익숙해질 때까지 1~2개월 동안은 가벼운 구토, 두통, 소량의 부정출혈이 있는 사람도 있다. 하지만 2~3개월 동안 꾸준히 복용하면 대부분 사라진다. 걱정되는 경우는 의사에게 상담을 받자. 이 피임약은 저용량(호르몬이 적다)이기 때문에 살이 찌는 부작용은 없다.

누구나 먹을 수 있나?

고령의 애연가, 유방암, 자궁체암이 아직 치료되지 않은 사람 및 그런 의혹이 있는 사람, 중증의 고혈압이나 당뇨병, 혈전증을 앓았던 사람은 복용할 수 없다.

피임약은 어디에서 구입할 수 있나?

제품에 따라 의사의 처방 없이도 약국에서 구입할 수 있는 제품과 처방전이 반드시 필요한 제품이 있다. 그러나 되도록이면 산부인과 의사와의 상담을 통해 구입하는 것을 추천한다. 산부인과 이외의 과에서도 처방받을 수 있지만 피임약을 처방받으면서 정기적으로 검진받고 상담도 할 수 있는 산부인과가 좋다. 저용량 피임약보다 호르몬 양이 더욱 적은 초저용량 피임약도 있다.

아름다운 여성이 되기 위한 한방 레슨

이상증상 해소의 지름길. 거기에 체질 개선까지!

한약은 몸 전체의 균형을 잡아주는 것이 특기인 약이다. 체질 개선도 되고, 피부미용에도 효과가 있다. 또, 여성에게 많이 나타나는 원인이 확실치 않은 이상증상, 예를 들어 냉증, 어깨 결림, 복부 팽만, 생리불순, 뽀루지, 피로감, 짜증, 침체 등을 개선하는 데도 좋다.

'증(체질이나 타입)'을 확실하게 알고 거기에 맞게 복용하는 것이 한약의 특징이다.

여기에서는 여성의 이상증상을 해소해주는 대표선수인 '도우미 한약'을 소개한다.

'한방'에 대한 의문에 대답한다

◎ **부작용은 없나요?**

그다지 많지는 않지만 한방약에도 부작용은 있다. '증(체질이나 타입)'에 맞지 않는 약을 복용하면 설사, 위의 불쾌감, 습진 등 알레르기 증상을 일으킬 가능성도 있다. 의사에게 '증'에 맞는 약을 처방받자.

◎ **왜 식전이나 식간에 복용하나요?**

한방약은 천연 초근목피 등으로 만든, 음식에 가까운 약이기 때문에, 식사와 함께 복용하면 장에서 흡수되는 비율이 줄어든다고 알려져 있다. 때문에 공복인 식전이나 식간에 복용하는 것을 권장하고 있다. 그러나 깜빡하고 먹지 않았다면 식후에 먹어도 상관없다.

◎ **효과가 나타나는 것은 언제쯤인가요?**

증상의 정도나 개인에 따라 차이가 있긴 하지만 한 번만 복용해도 효과가 나타나는 경우도 있다. 체질 개선이나 만성질환을 위한 한방약은 2~4주 정도는 복용해야 하지만, 생각보다 빨리 효과를 실감할 수 있다.

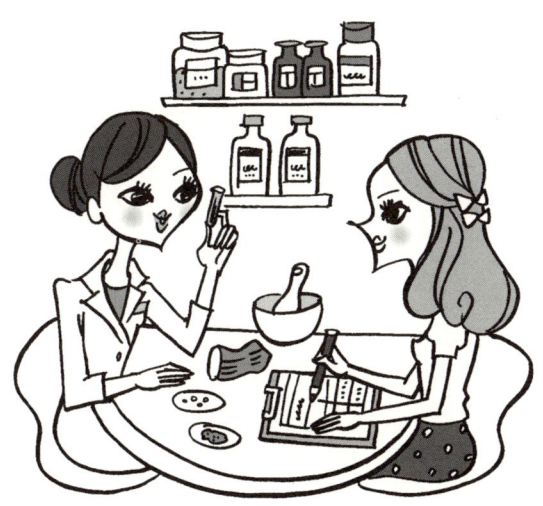

괴로울 때의 도우미 한약

당귀작약산
(当帰芍薬散)

체력이 달리고, 생리불순이나 생리통이 있거나 몸이 냉해졌을 때 좋다. 생리 시기에 일어나는 복통, 두통, 어깨 결림, 어지러움에도 효과가 있다.

계지복령환
(桂枝茯苓丸)

생리불순이나 생리통, 생리 시 과도한 출혈, 두통, 어깨 결림, 하복부 통증, 변비, 뾰루지, 어지럼증, 화끈거림, 냉증 등의 증상을 해소해준다.

십전대보탕
(十全大補湯)

체력이 저하되고 저항력이 약해지고, 피곤하고 식욕이 없을 때 먹으면 좋다. 피부 트러블, 구내염, 수족냉증에 효과가 있으며 피로나 식욕부진을 개선한다.

도핵승기탕
(桃核承気湯)

비교적 체력이 있는 사람의 생리불순이나 생리통, 생리 시의 요통, 복통, 두통, 변비 등을 해소한다. 냉증, 화끈거림, 어지러움, 불면, 불안 등의 증상에도 좋다.

여성 질환에 자주 사용되는 한방약이다.
자신에게 딱 맞는 것을 찾으려면 한방을 전문으로 하는
의사에게 처방을 받아야 한다.

가미소요산
(加味逍遙散)

체력이 부족하고 쉽게 피로하며 어깨 결림, 짜증, 어지러움, 불안, 불면 등의 증상이 있을 때 좋다. 하반신 냉증, 생리불순, 생리통에도 효과가 있다.

방풍통성산
(防風通聖散)

변비가 잦고, 복부 지방이 신경 쓰일 때 좋다. 변비 해소뿐만 아니라 부종, 어깨 결림, 동계(심장 두근거림), 화끈거림 등의 증상을 억제해준다.

반하후박탕
(半夏厚朴湯)

마음이 답답하고 목이 막히는 느낌이 들고, 현기증, 동계, 구토 등을 동반할 때 좋다. 정신적으로 건강해지고, 불면, 불안 등도 치료된다.

오령산
(五苓散)

부종에 효과적이며, 수분 대사를 순조롭게 해준다. 구토, 두통, 현기증, 설사, 복통에도 좋으며, 관절통 등의 증상에도 효과가 있다. 숙취 예방에도 도움이 된다.

Part 5_ 성인 여성을 위한 여성호르몬 집중 강좌 *177*

여자의 힘을 끌어올리는 영양제

노화를 방지하는 항산화제를 기본으로!

영양소는 식사로 섭취하는 것이 가장 이상적이지만, 음식만으로는 섭취할 수 없는 성분도 많고, 섭취를 해도 스트레스가 많아지면 금세 부족해지고 만다. 현대를 살아가는 성인 여성이라면 보충제를 효과적으로 활용하는 기술도 알아두어야 한다.

이제부터는 건강과 미용에 기본이 되는 보충제와 피부미용이나 스타일을 살리기 위한 목적별 보충제를, 노화 방지와 안티에이징에 도움이 되는 것을 중심으로 소개한다.

나이가 들면서 피부에 윤기가 사라지고 기미, 주름, 처짐 등의 피부 노화와 관련한 고민이 따라온다. 하지만 노화가 되는 이유는 단순히 나이 때문만이 아니라 활성산소가 우리 몸을 노화시키고 있기 때문이다.

체내의 활성산소는 스트레스, 자외선, 흡연, 식품 첨가물, 배기가스 등의 영향으로 증가한다고 알려져 있다.

못이 산화되면(녹슬면) 너덜너덜해지는 것처럼 피부 세포도 활성산소에 의해 녹슬게 된다.

이런 노화의 원흉인 활성산소를 물리쳐주는 강력한 조력자가 바로 '항산화성분'이다. 항산화성분은 활성산소의 작용을 막고, 피부

세포와 조직을 지켜준다. 체내에도 항산화성분은 있지만 그것만으로는 부족하다. 보충제로 항산화성분을 확실하게 보충해서 노화를 물리치고 안티에이징과 아름다움을 손에 넣자.

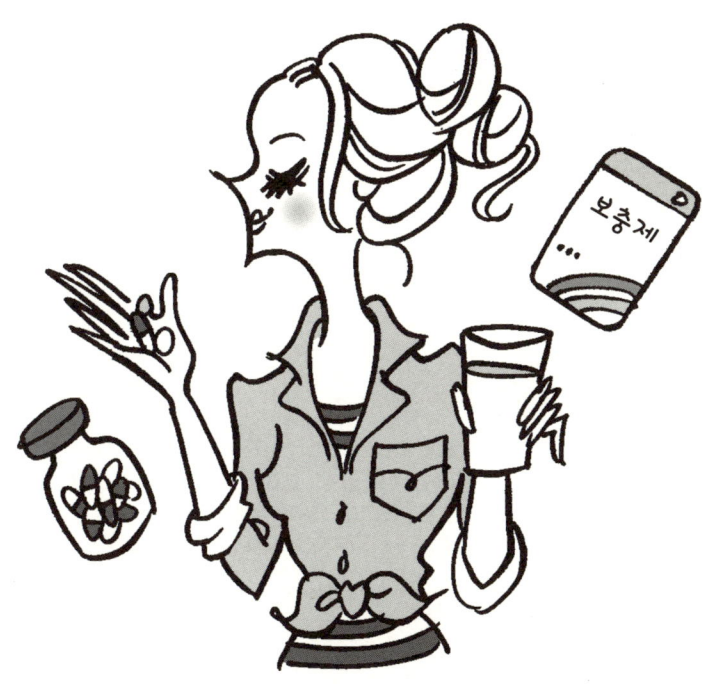

갖추어 두면 좋은 기본 보충제

멀티 비타민 & 미네랄
비타민 A, B, C, D, E 등의 비타민군은 항산화작용이 뛰어날 뿐 아니라, 지방, 탄수화물, 단백질 대사를 촉진시키는 등 많은 역할을 한다. 미네랄과 함께 섭취하면 더욱 힘을 발휘한다.

비타민 B군 (복합)
여성에게 반드시 필요한 비타민 B군은 비타민 B1, B2, B6, B12, 니아신, 판토텐산, 엽산 등이다. 이들은 대사 증진에도 빼놓을 수 없는 비타민으로 구내염, 뾰루지 등에도 효과가 좋다.

비타민 C
스트레스 대항 호르몬의 근원이 되므로, 스트레스가 많은 사람에게 반드시 필요하다. 피부 세포 사이의 콜라겐 생성과 유지에 관여하며, 피부 탄력과 기미 개선에도 좋다. 물론 항산화작용과 면역력 증진 작용도 있다.

비타민 E
혈행 불량으로 생긴 트러블에는 최적이다. 두통, 어깨 결림, 냉증, 기미 등 다양한 갱년기 증상에 효과가 좋다. 항산화작용도 뛰어나고, 몸의 녹을 방지하고 몸속의 독소를 제거한다.

멀티 비타민 & 미네랄을 기본으로 해서 식사로는 부족한 영양성분이나 그때그때의 증상에 맞게 보충해 주는 것이 보충제를 현명하게 복용하는 방법이다.

유산균계
비오페르민, 맥주 효모, 유산균 등의 보충제. 장 속의 착한 균을 늘리고 장을 튼튼하게 하는 기능이 있어서 피부에도 좋다. 변비, 설사 개선에도 도움이 된다.

식물섬유 (파이버계)
필요한 영양소의 흡수율을 높이고, 불필요한 성분은 해독시킨다. 식물섬유는 장 속 환경을 정돈해주어서 면역력을 증진시킨다.

EPA & DHA
EPA, DHA, 알파 리놀렌산(아마씨유, 자소유, 들기름 등)은 오메가3 지방산이라고 불리며, 후생노동청이 생활습관병 예방을 위해 섭취를 권장하고 있는 기름이다. EPA & DHA는 등 푸른 생선에 많이 함유되어 있다.

대두 인프라본
대두 배아(씨눈)에 많이 함유되어 있는 미량의 성분으로 폴리페놀의 일종이다. 여성호르몬 에스트로겐과 비슷한 기능을 하며, 항산화 능력도 뛰어나다. 여성호르몬의 균형과 미백에 좋은 기능이 있다.

피부미용을 위해 항산화작용을 높이는 성분을 섭취하자

피부를 위해 가장 중요한 건 노화를 촉진하는 산화 스트레스로부터 피부를 지키는 것이다.

항산화를 돕는 성분 중에서 최강은 비타민 C다. 비타민 C에는 콜라겐 생성을 돕고, 피부에 탄력을 주고, 기미를 예방하는 미백효과가 있다. 먼저 비타민 C를 꾸준히 섭취하고, 항산화작용을 더욱 높이기 위해 무엇을 더 섭취해야 할지 궁리하자.

비타민 C의 항산화작용을 높이는 데는 알파 리포산과 비타민 E가 효과가 있다. 특히 비타민 C와 알파 리포산의 조합은 최강이라고 할 수 있다. 산화 스트레스의 위험 요소로부터 피부를 지켜내면, 피부의 힘이 강해지고, 좋은 영양분을 섭취하기 쉬워진다.

피부의 힘 그 자체를 올리기 위해서는 비타민 C와 함께 단백질(아미노산)을 섭취하는 것도 중요하다. 단백질의 일부인 펩타이드로 섭취하면 흡수력이 좋아진다.

또, 피부 하면 콜라겐을 빼놓을 수 없다. 콜라겐 생성을 돕는 비타민 C와 피부 세포의 수분 유지를 증진시키는 히알루론산도 효과가 좋다.

우선은 목적을 확실하게 정하고, 1개월간 먹어본 뒤 변화가 없으면 중지하는 것도 중요하다.

피부미용을 위해 먹으면 좋은 보충제

알파 리포산
항산화, 항당화抗糖化, 에너지 생산 촉진작용 등을 하는 비타민 C, E, 코엔자임Q10 등의 기능을 다시 활발하게 해준다.

피크노제놀
폴리페놀의 일종인 플라보노이드를 풍부하게 함유하고 있는, 프랑스 해안의 소나무 껍질에서 추출한 성분. 활성산소를 억제하고, 혈액을 깨끗하게 하는 작용과 함께 콜라겐과 결합하므로 피부미용 효과도 기대할 수 있다.

아미노산 펩타이드
단백질의 일종. 단백질보다 흡수가 잘되고, 체내에서 근육과 산소를 만드는 원료가 된다. 콜라겐 분해도 돕는다.

콜라겐
최근 연구에서 5,000mg의 콜라겐 펩타이드(콜라겐을 산소 등으로 분해한 저분자)를 매일 섭취하면 2주 만에 효과가 나타나기 시작해 8주 정도가 되면 확실히 피부 탄력과 주름 감소 효과를 확인할 수 있다는 데이터도 나와 있다.

히알루론산
진피와 관절연골에 함유된 보수保水력이 높은 성분. 나이를 먹으면 히알루론산의 생산 능력이 저하되기 때문에 안티에이징을 위해서는 히알루론산을 보충해 주는 것이 좋다.

스타일을 살리기 위해 대사를 높이는 성분을 보충해 주자

우리 몸은 영양이 부족하다고 느끼면 열심히 흡수하고, 축적하려고 한다. 때문에 스타일을 살리고자 한다면 몸에 필요한 영양소를 충분히 보충하고, 에너지를 만들어서, 대사를 높여주어야 한다. 그런 기능이 있는 보충제를 골라보자.

그 대표적인 성분으로는 L-카르니틴, 코엔자임Q10, 여기에 미백 보충제이기도 한 알파 리포산이 있다.

L-카르니틴은 지질대사를 촉진시키고, 코엔자임Q10, 알파 리포산은 에너지를 만들어내는 작용이 뛰어난 성분이다. 어느 것 하나만 섭취해도 좋지만, 이 세 가지를 함께 섭취하면 에너지 생산이 증진되고, 대사가 촉진된다고 알려져 있다.

또, GABA는 성장호르몬의 촉진을 돕는 작용이 있다고 해서 최근 주목받고 있는 성분이다. 그리고 비타민 B군, 아연에는 당 대사를 촉진시키는 작용이 있으므로, 탄수화물이나 알코올, 당분을 과다 섭취하는 것이 걱정되는 사람은 이것들을 함께 섭취해보기 바란다.

마지막으로, 연소되는 몸의 기본은 아미노산이다. 특히 아름다운 몸매를 만들기 위해 운동을 하고 있다면 아미노산을 섭취할 것을 추천한다.

스타일을 살리는 데 도움이 되는 보충제

L-카르니틴
L-카르니틴은 에너지 생산을 위해 중요한 체내 성분이다. 식생활이 흐트러졌거나 나이를 먹으면 감소한다.

GABA
성장호르몬의 분비를 촉진하는 작용이 있으며, 뇌 속 혈행 촉진, 짜증, 불면, 생활습관병 예방에도 효과가 뛰어나서 주목받고 있는 성분이다.

아연
약 300종류의 산소의 기능에 관여하는 필수 미네랄이다. 부족해지면 신진대사 기능이 둔해진다.

코엔자임Q10
세포의 에너지 생산 공장이라고 불리는 미토콘드리아 내의 기능을 촉진시킨다. 높은 항산화작용이 있는 것도 빼놓을 수 없는 점이다.

아미노산 펩타이드
근육의 주성분인 단백질을 구성하고 있는 것이 아미노산이다. 운동 효율을 높이고, 에너지가 효과적으로 연소되도록 도와준다.

'임신을 위한 힘'을 키우기 위해서는?

지금부터 임신을 위한 관리에 힘쓰자

'임신을 위한 힘'의 기본이 되는 여성호르몬과 자궁과 난소의 기능은 35세부터 저하되기 시작해서 40세가 되면 급격하게 하강하기 시작한다. 연령은 임신을 하는 데 있어서 매우 중요한 요소다. 그렇지만 30대 초반인데도 난소의 기능이 40대 여성과 같은 사람이 있는가 하면, 40세여도 30대 같은 젊은 난소를 갖고 있는 사람도 있다. 또, 20~30대 여성의 약 60%는 자신이 산부인과 계통의 어떤 질환을 갖고 있다는 걸 깨닫지 못하고 있다는 데이터도 있다. 앞으로 아이를 낳을 수 있는 건강한 몸을 갖기 위해서 지금부터 무엇을 해두면 좋을까. 먼저 다음 사항을 체크해보자.

- ☐ 생리가 규칙적이며, 매월 배란이 있다.
- ☐ 자궁근종이나 자궁내막증, 난소난종 등의 병이 없다.
- ☐ 규칙적인 생활과 식사, 수면에 유의하고 있다.
- ☐ 담배를 피우지 않는다.
- ☐ 체지방률은 29% 미만이다.
- ☐ 심한 냉증이나 과도한 스트레스는 없다.
- ☐ 무리하게 다이어트를 한 적이 없다.

위 사항에 모두 해당된다면 일단은 안심이다. 만약 체크하지 못한 항목이 있다면 개선하도록 하자.

규칙적으로 생리를 해도 배란을 하지 않는 경우도 있다. 물론 생리불순이 있다면 산부인과에서 치료를 받아 개선하자.

규칙적인 생활습관과 식사, 수면도 중요하다. 그리고 스트레스나 냉증은 난소의 기능을 떨어뜨린다. 몸이 차가우면 말초 혈액순환이 나빠지고 대사가 떨어지고, 여성호르몬이 혈류를 타고 제대로 순환하지 못하게 된다. 여름에도 배 주변을 차지 않게 하고, 배를 따뜻하게 하는 식사를 하고 차가운 음식은 가능한 한 자제하자.

또, 항산화를 위해 비타민 C, E를 섭취하면 '난소 안티에이징'에 도움이 된다.

활기차고 아름다운 삶을 위한 8가지 계명

나만의 아름다운 여자의 길을 위해

이제까지 여성호르몬이 몸과 마음에 미치는 영향과 구조를 다양한 각도에서 소개했다.

우리의 자궁과 난소의 기능, 생리나 배란의 메커니즘 그리고 여성호르몬에 관해 이해가 깊어지면서 매일을 활기차고 긍정적으로 보낼 수 있는 힌트가 되지 않았을까. 아름다워지는 포인트도 거기에 숨겨져 있다.

마지막으로 내가 매일 스스로에게 다짐하고 있는 내용을 정리해 보았다.

여러분의 아름다운 여자의 길에 참고가 되었으면 좋겠다.

제1조. 여성호르몬이 연주하는 몸과 마음의 소리에 귀를 기울일 것.
몸과 마음의 소리는 우리가 생각하는 것 이상으로 정직하다. 무시하지 말고 참지 말고, 귀를 기울이기 바란다. 나를 위해 조금 이기적인 사람이 되어도 좋다.

제2조. 정기적인 검사는 아름다움을 위한 첫걸음
아름다운 피부나 스타일은 몸이 건강하지 않으면 손에 넣을 수 없다. 그런데 병 중에는 몸에도 마음에도 소리를 내지 않는 것이 있다. 그것을 찾아내는 것이 검사다.

제3조. 담당 의사를 갖는 것이 성인 여자의 기술
가볍게 상담할 수 있는 주치의는 아름다움과 안티에이징을 위한 열쇠다. 성인 여성이라면 산부인과에 담당 선생님을 두는 것이 좋다.

제4조. 평상시의 식사로 세포부터 미인이 될 것.

우리 몸의 세포는 식사로 만들어진다. 가능한 한 자연의 것, 신선한 것, 오염이 적은 무첨가 식품을 먹자. 평소의 음식이 중요하다. 합성 첨가식품 등은 세포를 늙게 만든다.

제5조. 좋은 기름은 미인을 만들지만, 나쁜 기름은 못난이를 만든다.

기름은 산화가 빨라서 냉장고에 보존하고 빨리 사용하는 것이 좋다. 좋은 기름은 신선한 오메가3(알파 리놀렌산, EPA, DHA 등)이며, 트랜스지방산(마가린, 쇼트닝, 식물유지 등)은 피하는 게 좋다. 평상시에 좋은 기름을 섭취하는 것이 아름다운 여자가 되는 지름길이다.

제6조. 유산소운동 & 스트레칭 & 근육 트레이닝은 가장 뛰어난 미용법

에스테틱이나 고급 화장품보다 운동은 자신 있는 민낯과 스타일을 살리는 데 효과적이다. 운동은 여러가지를 함께하면 더욱 효과가 높아진다. 추천하는 것은 걷기(유산소운동) + 요가(스트레칭) + 필라테스(근육 트레이닝)다.

제7조. 스트레스 호르몬은 모든 노력을 물거품으로 만든다.

모든 호르몬의 상위에 있는 것이 스트레스 호르몬이다. 과도한 스트레스는 여성호르몬의 균형까지 무너뜨리고 만다. 모든 현대 여성은 스트레스에 노출되어 있지만, 가능한 한 마음을 편안하게 해서 부교감신경을 우위에 올려놓는 것이 아름다움을 유지하는 데 중요하다.

제8조. 너무 애쓰지 말기, 그러나 아름다움의 길은 포기하지 말 것

아름다워지고 싶다면 포기하지 않는 마음가짐이 중요하다. 지나치게 여성호르몬을 의식하면서 너무 참지는 말고 나만의 페이스로 노력하기 바란다. 그렇게 하면 반드시 나만의 아름다움을 손에 넣을 수 있다.

맺음말

피곤하다, 몸이 안 좋다, 살이 빠지지 않는다, 피부와 머리카락 상태가 좋지 않다, 짜증이 난다 등등……. 우리 여성은 스트레스도 많고 다양한 트러블과 각종 질환을 안고 산다. '어느 정도의 이상증상은 있는 게 당연해', '신경 쓰이긴 해도 어쩔 수 없어'라고 생각하지는 않는가?

그렇지 않다. 이상증상은 개선될 수 있다.

이상증상이 있으면 목표하는 아름다움은 손에 넣을 수 없다. 당연하지만 건강하고 몸 상태가 좋을 때가 가장 빛나고 아름답기 때문이다.

우리가 알고 있는 몸과 피부와 마음의 고민은 대부분 여성호르몬과 관련되어 있다. 그러므로 아름다워지기 위해서는 여성호르몬에 대해 알아야 한다. 여성호르몬을 공략할 수 있게 되면 지금까지 고민했던 이상증상을 스스로 개선할 수 있게 된다.

스트레스를 슬기롭게 해소하고, 균형 있는 식사와 적당한 운동과 질 좋은 수면을 취하면 호르몬의 균형이 잡혀서 투명하고 생기 있고 뾰루지 없는 깨끗한 피부를 얻게 된다.

이 책에서는 많은 여성들에게서 실제로 들은 피부, 모발, 몸과 마음에 대한 고민을 여성호르몬의 지식을 바탕으로 어떻게 해결해야 할지 구체적으로 소개했다. 이들 중에서 마음에 드는 것, 하기 쉬운 것을 골라서 시도해보기 바란다.

나는 탄수화물을 줄이고, 채소와 질 좋은 단백질, 좋은 기름, 발산 發酸 식품을 많이 섭취하도록 유념하고, 주 4~5일 좋아하는 운동인 요가, 필라테스, 달리기를 함께하고 있다. 보충제는 비타민과 미네랄을 중심으로 그때그때의 몸 상태에 맞추어 복용하고 있다.

필요할 때는 의료의 힘을 빌리는 것도 중요하다. 나도 정기적으로 진찰을 받고 의사에게 조언을 받고 있으며, 이상증상 해소와 예방을 겸한 체질 개선을 위해 한방약을 처방받고 있다. 이때 여성호르몬에 대해 어느 정도 지식이 있으면 크게 도움이 된다. 그러나 이건 어디까지나 나만의 방식이다.

여러분도 이 책을 참고로 해서 여성호르몬의 균형을 생각한 자신만의 셀프케어 노하우를 늘려가기 바란다.

마지막으로, '마이닥터'이자 여성호르몬의 중요성을 가르쳐주신 감수자 쓰시마 루리코 선생님에게 진심으로 감사드린다. 또, 이 책의 기획자이자 편집을 담당해주신 노쓰야마 미쿠 씨(주식회사 브에노) 그리고 다이와쇼보 출판사의 고미야 구미코 씨에게도 진심으로 감사드린다.

2012년 7월
여성의료 저널리스트 마스다 미카